勤求古训

博采众方

90岁国家级名老中医裴学义的座右铭

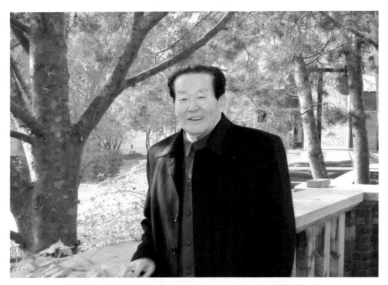

德高望重的国家级名老中医裴学义

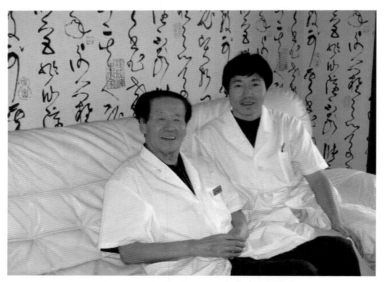

裴学义与其学术继承人裴胜

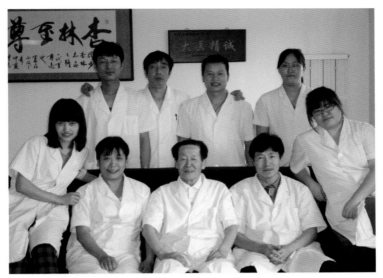

北京望京胜美中医诊所全家福

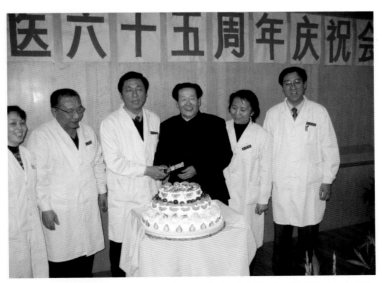

2005年1月，北京儿童医院庆祝裴老从医六十五周年

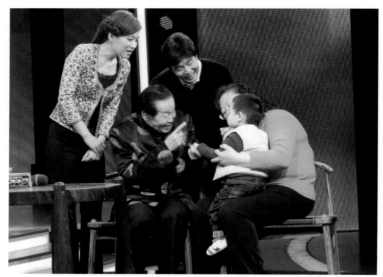

裴氏父子做客北京卫视《养生堂》节目

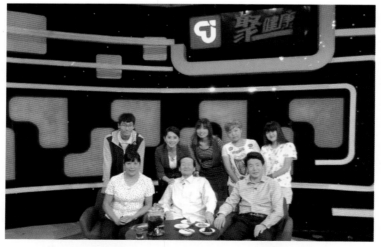

裴氏父子做客甘肃卫视《聚健康》栏目

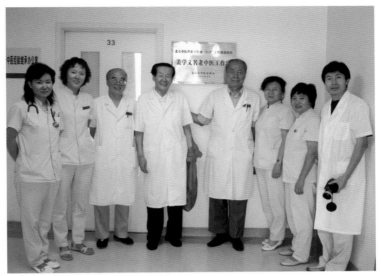

2008年名老中医工作室，裴学义与众位弟子合影

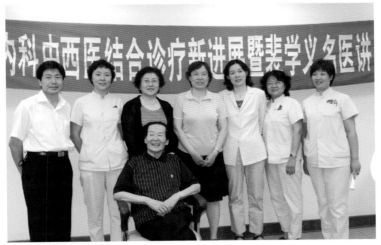

名医讲堂学习班上，裴学义与各大医院儿科主任合影

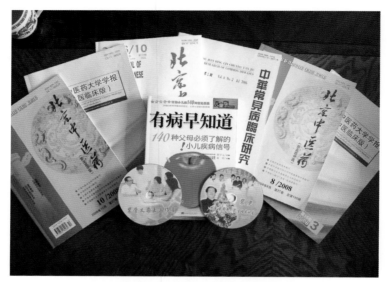

裴学义学术经验成果

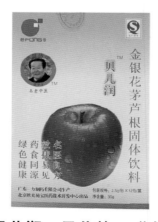
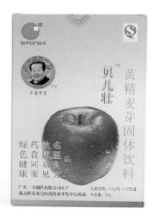

贝儿润、贝儿壮，"十一五"中医课题研究成果

健脾胃，润五脏，专为儿童研制

国内首创以"图书+纪录片"形式萃取国医精华

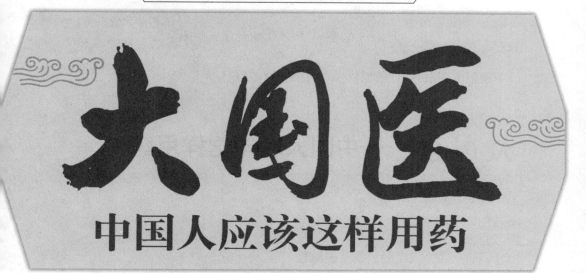

大国医

中国人应该这样用药

国家级名老中医 主任医师 教授 **裴学义**
主任医师 **裴胜** / 著

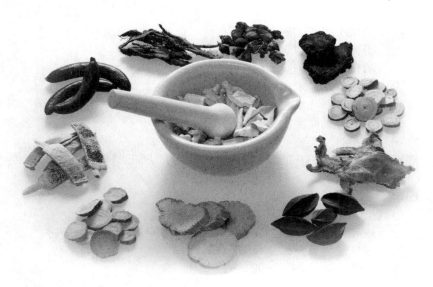

吉林科学技术出版社

图书在版编目（ＣＩＰ）数据

中国人应该这样用药 / 裴学义，裴胜著. -- 长春：
吉林科学技术出版社，2016.1
　（大国医）
　ISBN 978-7-5578-0218-9

　Ⅰ．①中… Ⅱ．①裴… ②裴… Ⅲ．①中药学－临床
药学 Ⅳ．①R285.6

　中国版本图书馆CIP数据核字(2015)第310711号

大国医——中国人应该这样用药

著　　　裴学义　裴　胜
出 版 人　李　梁
策 划 人　李　梁
责任编辑　孟　波　赵洪博　姜脉松
文字统筹　北京悦智文化传媒有限公司
特约编辑　白雅丽
封面设计　长春市一行平面设计有限公司
制　　版　长春创意广告图文制作有限责任公司
开　　本　710mm×1000mm　1/16
字　　数　240千字
印　　张　16
印　　数　20 001-25 000册
版　　次　2016年1月第1版
印　　次　2016年5月第3次印刷
出　　版　吉林科学技术出版社
发　　行　吉林科学技术出版社
地　　址　长春市人民大街4646号
邮　　编　130021
发行部电话/传真　0431-85635176　85651759　85635177
　　　　　　　　　　　　　85651628　85652585
储运部电话　0431-86059116
编辑部电话　0431-85630195
网　　址　www.jlstp.net
印　　刷　吉林省创美堂印刷有限公司
书　　号　ISBN 978-7-5578-0218-9
定　　价　35.00元
如有印装质量问题可寄出版社调换
版权所有　翻印必究　举报电话：0431-85635186

出 版 说 明

　　《大国医》系列中医养生保健图书，由国医大师、国家级名老中医以及世界级非物质文化遗产和国家级非物质文化遗产传承人等在内的著名中医专家编著。作者团队平均年龄达90岁，几乎所有的作者至今都还在坚持出诊。他们从业数十年，济世救人，都是德高望重、名副其实的大国医。系列图书从策划开始，至完成对所有作者的全部采访以及对内容资料的整理，约历时三年，2016年1月开始陆续与读者见面，并将在未来的两年内完成至少10个分册的出版。

　　本系列图书的内容均由作者原创，书中的故事均为作者本人的亲身经历，少数细节因为涉及患者或者作者本人的隐私而略加改编。我们与大国医面对面，听他们说自己与师父、徒弟、患者之间感人而又有趣的故事，乃至矛盾冲突、经典的案例、生平所学。这样的内容避免了中医专家一味讲述晦涩的专业知识，把养生保健的精华融会于精彩的、感人的、有趣的故事当中，让读者可以一口气读完，并产生共鸣，对号入座找到自己想要了解的东西，将可读性、趣味性、实用性集于一身。大国医的真实事迹让我们更加信服，让中医真正地入脑、入心。希望广大的读者可以把作者的故事讲给朋友听，共同分享故事当中的养生保健知识。

　　《大国医》系列中医养生保健图书的出版，旨在让最高端的中医专家服务于广大的读者，希望大家可以从书中读到适合自己的养生保健、疾病预防、健康长寿的方法。古语有云"上工治未病"，我们的作者也都力求帮助大家做到"未病先防"。我们希望读者从大国医的故事中总结出自己健康生活的方式，能够像长寿的大国医一样积极、乐观、理性地面对生活。通过对大国医故事的了解能更加深入了解中医、信任中医，支持我们国家中医中药文化的传承和发展。希望大家携手将祖国传统中医中药文化发扬光大，造福于人类。

吉林科学技术出版社

北京图书出版中心

推荐序

　　医者，善治病解忧，以精诚技艺悬壶济世；医乃仁术，为人处世淡泊致远，矢志岐黄。唐代著名医家孙思邈说道："凡大医治病，必当安神定志，无欲无求。"我熟知的裴老就是这样一位妙手仁心、无欲无求的人。

　　但凡见过裴老的人，都觉得裴老非常注重医德修炼，他常说医者仁心，医术为立身之本，而医德为行医之本。患者来就诊，是以性命相托，应尽心尽力，救治患者之苦。裴老已是耄耋之年，但依然坚持每周出诊，面对疑难杂症患者，会根据病情不断变换方剂，直到痊愈为止。所谓大医德广，裴老90岁高龄，对待患者依旧一丝不苟，认真负责，想必这就是大医精神的最好诠释。

　　裴老从医70余年，医术高超，不忘恩师孔伯华老先生的教诲，博采众长，衷中参西，与时俱进，将辛凉派发扬光大。裴老以善治温热病、疑难杂症而闻名，治疗小儿肝、胆、脾、胃、心、肾、肺疾病的经验丰富。20世纪50年代的流行性乙型脑炎死亡率极高，裴老与中医界同仁一起研制的脑炎散和清消散，使流行性乙型脑炎临床治疗有效率上升至90%以上。20世纪70年代，裴老研制的"金黄利胆冲剂""益肝降酶冲剂"，针对乳儿黄疸的有效率高达82.9%，曾被《人民日报》称为"中华一绝"。裴老也研制出了很多在临床中应用有效的儿科中成药，如贝儿润、贝儿壮等，曾获得卫生部科研成果奖一项、北京市科技进步奖一项。十几年前，裴老在北京儿童医院创办了"中医乳儿黄疸专台"，凭借高超的医术使很多"金娃娃"变成了"白娃娃"。

裴老在儿科界的建树是有目共睹的，而作为辛凉派的传人，裴老在用药方面也堪称一绝。随着人们生活水平的提高，逐渐重视养生，越来越多的人选择使用中药进行保健。裴老独具匠心，以自己70余年的临床经验和精湛的用药技巧为基础，从家庭保健疗病的实用角度出发撰写了本书，并用自己亲身经历的故事和临床事实来阐明疗效。裴老常说，古人多温饱不济，发病多见虚证，妄用苦寒药会加重病情；当下人们饮食丰富，劳作休息不规律，体内积生湿热，因此现代人多为湿热体质，而辛凉派本就擅长清热化湿，所开方药针对当今人们的体质最合适不过。老中医有大智慧，在本书中裴老提出了两点家庭使用中药心得：良药未必要苦口；你的良药可能是别人的毒药。良药不苦，旨在改变人们对中药苦口才有效的观点，裴老在书中附上的几种甜味药方都能很好地说明这点。很多人使用中药保健时都存在误区，看着别人用着效果好的中药，自己也拿来用。殊不知人与人的体质不同，别人的补药或许会变成自己的毒药。用好药、用对药，因人而异，因时制宜，因地制宜，这才是裴老提倡的用药智慧。

　　在这本书中，我看到了一位老者的智慧，也感受到了一位医者对健康的祈福。希望阅读本书时，能找到适合自己的养生心得。郁郁杏林，名家辈出，一剂良方，一句箴言，都将是我们最好的健康保障。

尹蔚源

国务院原副秘书长
国家行政学院原副院长
2015年12月20日

自　序

　　中医文化博大精深，我行医70余年，虽阅历病疾无数，也不敢称医道至精，今被邀之出版所学，本不欲多做言语，奈何当今之人，嗜食酒肉，大多体内湿热过重，而我辈乃中医辛凉一派，针对当下人们所患病症开方遣药，建树颇多，另有患者闲暇时咨询过我诸多养生保健疑问，故不再保留，将多见用药之经验、临证之所见所想集结成书，望众位读有所悟，学有所成。

　　中药文化，有着数千年的悠久历史，底蕴深厚。然而对于中药，多数人是既爱又恨，爱它的疗效和不伤身，恨它的味道苦涩，难以下咽。然而良药并非苦药，由于我在临床中治疗小儿疾病居多，小儿服用中药尤为困难，经过不断的尝试，我积累了不少甜味药使用经验。

　　小儿脏腑娇嫩，甜味药药性平和，使用起来疗效不减，脾胃不伤。当今人们，饮食无度，大多体内积生湿热，在外症状多变，在内侵袭五脏，日积月累，多呈外强中干之势，所以在开方配药时，即使是成年人也需要顾护五脏，我一直提倡的"少用苦寒，多用甘寒"就是这个道理，配伍准确的甜味药方在提升服药口感的同时，也能起到安抚脏腑的功效。在本书中，我会将多年来的甜味药验方，甚至于我辈不传的秘方一一列举出来，这些方子所需药材都可以在药店买到，使用方法多以冲泡为主，省去了煎药的烦琐。

　　在做客《养生堂》节目期间，我也发现了现代人们对于地道中医养生保健知识的渴求。面对这种情况，我觉得作为一名中医人应该做点什么。

在这里感谢出版社的编辑朋友们，为了出版这本书，他们对辛凉派做足了功课，并且希望我能将辛凉派特别适合现代人体质养生这一方面讲透说透，不仅是用药方面，还要介绍更多可靠、实用的方法。我今年90岁了，行医70余年，经验方法肯定不少，但是如何通俗地表达，让诸位一看明了是个难题。这时几位编辑朋友建议我畅所欲言，用我的过往、我的治病经历，带出有用的中医知识。

翻开厚重的医案，用了一上午的时间，跟几位编辑分享了我的过往。恩师的教诲，第一次独自出诊时的忐忑，跟其他同仁建立首家中医专科病房时的喜悦……我们逐条筛选，最后定下了诸位书中所看到的故事和案例。我已经很老了，尽管编辑们建议我将能加的故事都加上，但我不想诸位听一个老人过于回忆过去，我想把真正有用的、有效的东西留在书中。

书中收录的故事都是我的亲身经历，提到的方法也都可行。由于中医诊病过于复杂，除了用药经验外，我还会在书中分享一些简单的自我体检法，帮助各位读懂身体信号，定位健康隐患。我虽已年老，但头发依然乌黑，很多朋友都喜欢咨询我长寿秘诀，切记万事不必强求，顺其自然，心气顺了，自然颐养天年。我在书中也附上了我个人使用了几十年的养生诀窍，望诸位学之有效。

这本书，是一个行医70余年的老中医的经验之谈，也是一个90岁老人给诸位的健康祝福。希望诸位能将书中的方法学以致用，为自己、为家人的健康保驾护航。

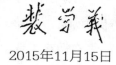

2015年11月15日

目录
CONTENTS

第一章

神医不神秘——学会这些你也能未卜先知

为医者，当医者仁心，以医技普济众生，救人于病痛。医生治病要知命，这是古代对上工医生的基本要求，当你面对一个久病缠身的患者时，你不但要有精湛的医术，而且要具备预知其疾病发展的本事，这样的话，既有利于患者的病情预后，又有利于自己的诊断开方。古有扁鹊见蔡桓公，望其面而知病在腠理，可谓神医也。而当今众多医家，更是博采众长，将预知疾病发挥到极致。经常会有患者因为医家对病情的"未卜先知"感到不可思议，其实这就是中医的神奇之处，以小见大，以点见面。身体出了毛病，都会在身体留下不同的信号，而读懂这些信号，我们就能对病情掌控有度。

预言病情，让患者"报病像报喜"

"裴大夫，我们家孩子有痰了！"一位母亲在复诊时，满脸高兴地告诉我。

看到孩子生病，这位母亲为什么会满脸高兴呢？因为在疾病的发展走向中，某些症状的出现的确是"喜事"一桩。

五天之前，这位母亲曾经带着孩子过来治咳嗽。孩子主要症状就是干咳，光咳嗽没有痰，整个人也有些昏昏沉沉的。

临床上，咳嗽常见干咳、痰湿咳两种。干咳，通常没有痰或痰量非常少，这多是由于急慢性咽喉炎、咳嗽变异型哮喘、胸膜炎、症状较轻的肺结核等疾病引起的，中医认为干咳属于"肺燥阴虚、清肃失司"，也就是说肺内比较燥热。痰湿咳的病人痰就比较多了，通常是由于外界环境中寒、暑、湿、燥、火等外感病邪，或者情绪、过度劳累、饮食不当等内伤因素，影响了肺脏的功能引发的，多见于慢性咽炎、慢性支气管炎、支气管扩张、肺炎等疾病。

一般来说，出现干咳，用一些养阴清肺的止咳药就可以了，可疾病往往并不单纯，有些咳嗽表面看是干咳，实际上却是因为痰液太黏稠，孩子咳不出来；有些时候，干咳、痰湿咳还可以相互转化。

这时候就必须区分清楚，否则乱用止咳药反而是帮倒忙，因为掩盖了咳痰的症状，痰液停留在体内，没办法咳出，呼吸道疾病就会越来越严重，耽误了治疗时机。

一番望诊、脉诊之后，我发现这个孩子的咳嗽是痰热引起的，也就是说有炎症。可到底是哪里有炎症呢？是咽喉炎、支气管炎，还是肺炎？于是，我让孩子当着我的面咳嗽了一声。

很多时候我都有这种体会，小孩或大人因为咳嗽来看病，到底是不是咽喉炎、支气管炎、肺炎？这时候我就会让病人咳嗽一声听听，一听就能知道是哪里有了炎症，根本不用照胸片，也免受一次放射线的危害。但没经验的大夫，就必须去照胸片了，照过胸片后才知道到底哪里有炎症。

之所以能准确辨证，主要就是看咳嗽的时候有没有啰音，这都是天天给病人看病才能总结出来的。

结果一听咳嗽的声音，发现孩子已经快是支气管炎了。在支气管炎早期，孩子的痰量不多，但痰液不容易咳出来，这才表现出干咳的症状，可是持续两三天后痰液会由黏液性转为黏液脓性，这时情况就严重了。所以，现在关键是帮孩子化痰，先把痰咳出来，在此基础上吃药消除炎症，支气管炎才能好。

随后我提笔开出了一剂化痰的方子，并嘱咐孩子的母亲："孩子吃了这几服药可能会开始咳痰，不要担心，让痰咳出来就好了。如果发现孩子咳不出痰，可以拍拍他的背，让痰跑到喉咙里，然后尽量咳出来。"

"裴大夫，为什么会咳痰呢？孩子现在只是咳嗽啊？"这位母亲听完我的治疗方法满脸疑惑。

看来孩子的母亲还不了解咳痰的重要性，于是我跟她解释："孩子现在表面看是干咳，但支气管已经表现出炎症了，实际上是有痰咳不出。用了化痰药后，把痰咳出来病情就好转了。所以，有痰是好事情，痰咳出来，病毒细菌也就咳出来了，而且吐出两口痰，就能少吃一天药。不要担心，继续吃药就行。"

这位妈妈听后如释重负。复诊时，她满脸高兴地告诉我孩子的痰咳出来了，还咳了不少。我又看了看孩子的情况，病情已经好了很多。

其实，这就是中医一直在强调的"未病先防"。不生病时，通过一定的养生方法，让身体保持健康的状态；有些疾病虽然还未发生，却露出了一些苗头，这时就要有病早治；有些疾病已经有非常明显的不适症状，这时就要治未病，防止疾病发展到危重阶段。

神医扁鹊在谈到自己的医术时有一段这样的感慨，说自己远比不上两个哥哥医术高超："我的大哥医术最好，他在病人的病情还未发作，甚至病人还没有察觉到症状之前，就给病人除去了病根；我的二哥医术次之，他在病人发病初期、症状刚刚显现的时候，就能药到病除，不留后患；而我的医术远比不上我的哥哥们，我治的那些病，通常病情已经非常严重，病人备受病痛折磨，我这时要下大力才能把病治好。"

这就是在告诉我们"未病先防"的可贵之处。

在儿科工作几十年下来，我尤其能体会到"未病先防"的重要性。小儿疾病发病有多快？在大夫这里看病时还是咳嗽，回到家就可能发热了。有的大夫不注意未病先防，忽视了发热的征兆，只是治疗咳嗽，回到家，孩子的转变不受控制，就直接发热了。

家长见到这种情况肯定会质问大夫的："我给孩子去看咳嗽，吃了你的药怎么发热了？！"家长不明白这主要是因为孩子病情发展太快，相反，他们只看到发热是吃了你的药才有的，只会认为这大夫是无能的庸医。大夫去解释，他又认为大夫在找借口推脱责任。照此发展，大夫和病人之间可能直接就反目成仇了。

所以，在治疗咳嗽的时候，一旦发现可能会有发热的征兆，我就会在开出的方子里提前防着一点。使即将开始的发热得到了遏制，自然就不发热了。我那些年轻的徒弟往往就不明白，这病人并没有发热的症状，怎么还加了一两味退烧的药呢？其实，这就是我在儿科领域里一直强调的"未病先防"的思想，以此来应对小儿疾病的快速变化。因为小儿脏腑娇弱，未病先防便显得尤为重要。当然，成人未病先防同样不容忽视，不可厚此薄彼。可以说，无论什么时候，中医大夫都得操着一份心，这也是中医的一大优势，总是走在疾病的前面。

不过，大夫"未病先防"可不光体现在辨证、用药上，否则，既有报病像报喜的病人家属，也有上门找你"打架"的。

四五十年前，我正在出门诊，一对父母抱着一个10个月左右大的小女孩，满脸严肃地冲进了我的诊室。孩子的爸爸一脸怒气，见到我就说："大夫，这是什么情况啊，我们孩子吃了您的药是不是过敏了，出了一身疹子，您得给我们解释一下啊？"

"我先看看孩子。"在跟这对父母解释之前，我更关心的是孩子的情况，而且出疹子是不是过敏反应还得看过之后再判定。

我走到这对父母面前，看到孩子裸露的脸上、胳膊上、身上出现了一些玫瑰色的丘疹，又摸了摸孩子的额头，之前的高烧已经退了，体温基本恢复正常，这才放了心。于是告诉这对父母："放心，孩子得的是婴幼儿急疹，不是过敏。现在孩子已经不发热，等明天疹子退了就好了。所以，这出疹子是好事。"

自然界中有风、寒、暑、湿、燥、火六种可以致病的邪气，春秋两季风邪正旺盛，外界的气温也偏高，这时风热之邪往往会联合起来侵袭人体，也是婴幼儿急疹的高发期。风热之邪首先侵犯的是人的体表肌肤，气血在肌肤上运行不通畅，血热郁结在皮肤上就会出急疹。在出疹子之前的三四天，小婴儿常常会突然间发高烧，但等退热后出一身疹子，让疹子在一两天内发齐，病就痊愈了。一般情况下，疾病总会有轻重缓急之分，但婴幼儿急疹却很特殊，无一例外都会表现出这样的病程，而且也不会有任何并发症。于是，我给孩子开出了一道以清热疏风解毒为主的方子，帮助孩子把风热邪毒疏散出去。

这对父母原本气势汹汹地要来兴师问罪，却被告知出疹子反而是好事，一脸惊讶的表情，我又赶紧补充说："婴幼儿急疹有一个特点，孩子的烧退后全身都会起玫瑰色的丘疹。所以，吃药后孩子会出些玫瑰色的疹子。不过，出疹子后孩子就不会再发热，也就意味着病好了。"

孩子的父母还是很难理解，爸爸又看了看孩子满身的疹子，不无担忧地问道："可是您看孩子身上出了这么多疹子，难道疹子就不管了？这真的正常吗？"

"一般情况下，病情较轻时，疹子在一天时间内就会退，严重的话也会在三天之内消失。孩子现在情况不错，明天基本就能退疹子，所以不必太过担心。"我继续跟他们解释，也尽量让他们放下心来。

这对父母见我这么说，突然间也没话可说了，但我能看出两个人明显还半信半疑。可他们也不能留在这里等着孩子的疹子退去，于是就抱着孩子回家了。结果，第二天下午孩子的疹子就退了，爸爸过来道谢，说了一堆表示歉意的话。

至此，这段波折也算是满意收场了。

事实上，我早就知道孩子会出疹子。中医认为"疹出热退"，意思是疹子出了，病人身体里的毒才有出路，毒排出去了，热才能退。不过，可能当时给这个小女孩看病的时候有些忙，竟然就忘记嘱咐一句，说："吃完药后可能会出疹子，不要害怕，疹子一两天内就能退，这时病才算好。"

没想到，疹子一出孩子的父母竟然找上门来。好在这对家长还明事理，我解释后就理解了。如果遇到一些犯浑的，始终不肯理解大夫，治好病不但没得到感谢，反倒成了"罪人"，就真的是比窦娥还冤了。

从此之后，我才重视起来：未病先防不只在辨证、用药上，嘴上还要说出来。

所谓用嘴说出来是指，我总是这样告诉病人：您吃完我的药有可能拉稀，不要怕，这是正常的。拉稀怎么处理，我告诉你。又或者您吃完我的药，有可能要吐，吐是正常的，怎么处理。又或者有可能身上出疹子，出疹子怎么处理，我也告诉你。

高明的大夫会在"未病先防"上下足功夫，病人也要有这样的观念转变才行，不要生了大病才知道求助医生，既让身体受苦，也忙坏了大夫。从这一点来说，我们或许都要开始"小题大做"了。而我也更希望看到病人来时都是小病，不仅治疗起来省事得多，更重要的是，病人也能因此免受疾痛之苦。

咳嗽与发热，先后顺序预知病情轻重

看着对面5岁的小姑娘一声接着一声的咳嗽，脸色憋得通红，我不是她的家长，都觉得难受。

我问孩子的家长这种情况多久了，孩子的家长急切地说："大夫，我家女儿这都咳嗽三四天了，还有点发热，饭也吃不下去。我们这当父母的只能看着孩子受罪，心里干着急。您赶紧给看看吧！"

我摸了摸孩子的额头，确实有些烫。我接着问她的父母，孩子平常吃饭、睡眠、大便等有没有异常情况。

孩子的父母跟我描述了一遍孩子日常的生活细节，除了普通感冒的头晕、鼻塞等症状外，并没有什么异常。最后我又问了一个问题，这个问题也是我判定孩子病情轻重的关键所在："孩子是先发热再咳嗽，还是先咳嗽再发热的？"

这对父母听到这个问题突然间迟疑了，一下子没想起来，两人商讨了一阵才回答："应该是先发热再咳嗽的，最开始注意到的就是孩子发热，这之后两三天孩子才咳嗽起来。"说话的是孩子的爸爸，但他显然对这一问题充满疑惑，于是问我："裴大夫，这发热和咳嗽的先后顺序也有讲究吗？您要是不问，我们还真没留心。"

我笑了笑说："没错，里面是有些讲究。一般的普通感冒，先咳嗽再发热，这叫逆向，不好治；先发热再咳嗽就叫顺向，相对来说好治。比如说，您家的孩子是先发热的，我给开点药烧就退了，但是之后孩子马上就咳嗽了，这是感冒正常的疾病走向，说明孩子很快就会好。但孩子感冒来我这儿的时候是咳嗽，治到半截儿突然开始发热，这说明病情变严重了，可能快得肺炎了，必须引起注意。"

所以，但凡感冒后咳嗽、发热的病人过来，我都要问问是先咳嗽还是先发热，我先有一个感应，看看病情是加重了还是变轻了，如此一来，后续的治疗才能有的放矢，应对自如。

可是感冒后发热、咳嗽的顺序为什么直接决定了病情的轻重呢？很多人可能都不明白其中的关系，就像这个小姑娘的父母，也在追问我其中的原因，其实这还要从感冒的病程说起。

现代医学认为，感冒属于一种急性的上呼吸道——鼻、咽、喉部位发生感染。而其中，八九成的感冒是因为感染病毒，其次便是感染细菌。感冒的时候之所以会发热，是人体的免疫细胞在抗击外来感染者时表现出的一种正常反应，这样才有利于杀灭侵入体内的病毒或细菌。

在中医看来，感冒大多是身体感受外界的寒邪引起的，感冒后发热也是身体的正气，也就是抵抗能力抵御寒邪时的反应。无论是小儿还是成人，感受寒邪之后发热，都说明病人的身体正气尚可，还有一定的抵抗能力，赶跑病邪并不是难事，即使不治疗，感冒也会在一周左右痊愈。

所以，感冒发热其实就是身体的一种自愈能力，借助发热避免外邪继续深入，每次感冒发热过后，对于小儿、成人来说，都是对身体自愈能力的一种锻炼。

不仅感冒发热不用过度担心，如果发热后病人开始咳嗽，也是感冒开始痊愈的一种征兆，属于身体自愈系统的另一正常反应。

在之前的一番搏斗过程中，从中医角度讲，会产生风痰、寒痰、热痰；从西医来讲，呼吸道里面的免疫细胞和入侵的病毒细菌作斗争之后，战场上的尸体会混杂在呼吸道的分泌物中，于是就生成了痰。身体里有了痰，怎么排出去呢？就是通过咳嗽来排痰，等痰排尽，不再咳嗽，感冒也就好得差不多了。

从这一角度来说，先发热再咳嗽就是顺向，其实是感冒的一种自愈反应，所以，开始排痰且病人开始咳嗽，实际上是感冒开始好转的迹象。

虽然说感冒后发热、咳嗽是身体自愈的过程，但并不是说感冒就不用治了。因为对于那些身体抵抗力较弱的病人来说，不通过药物助一臂之力，感冒也会变得越来越重，最后可能演变为慢性鼻炎、慢性鼻窦炎等慢性疾病。所以，对于普通感冒，我们会根据每个人的情况加以区分，充分调动人体固有的自愈力。

感冒后先咳嗽后发热为什么情况会变严重呢？

感冒之后，医生、病人或者孩子的家长最担心的莫过于转为肺炎。孩子生病后，有的家长见到我，说的第一句话就是："孩子这么咳嗽会不会得了肺炎？"目前，肺炎对于儿童来说仍是一种致命性的疾病，怪不得家长会如此担忧，而对于老年人和过于劳累的成年人来说，如果不注意休息，感冒也存在转为肺炎的可能。

一般来说，感冒属于上呼吸道发生感染，肺炎则属于下呼吸道感染，根据疾病发展走向，感染都是从上呼吸道感染而起的，上呼吸道就相当于呼吸系统的"门户"，假如病情加重就会向下蔓延，导致下呼吸道感染。所以，感冒的确有转为肺炎的可能。

感冒不是能够自愈吗？为什么还会转变为肺炎呢？一般来说，病毒引起的普通感冒7天左右就能自愈，如果身体抵抗力足够强，并不主张过度治疗。但如果感冒超过10天仍然不见好，自身规律被打破，出现了"反常"情况，例如合并了细菌或其他病原体感染，或者感冒没能得到控制，病情加重且出现了并发症，或者病人感冒时依然"带病工作"，过度劳累，就需要提高警惕了。这时，咳嗽的出现就是上呼吸道感染转变为下呼吸道感染的一个重要"标志"。一旦引起肺炎，病人就可能发热，甚至反复发热。

人们常说肺炎是"烧"出来的，但实际上，发热并非肺炎的病因，一旦病人感冒后1周或10天后仍然没有好转，症状越来越重并开始持续发热时，其实肺部的炎症已经存在了。

所以，感冒后先咳嗽后发热这是逆向，说明打破了感冒的"自身规律"，病情开始变重，需要引起警惕。

孩子的父母听了我的介绍后，长出一口气，不无庆幸地说道："幸亏我家孩子是先发热，看来以后还得关注一下咳嗽和发热的先后顺序，看到病情加重就得赶紧去医院，否则就真的耽误孩子了。"

听见父母的话我也很欣慰，他们不仅了解了感冒发热、咳嗽是怎么回事，也真正把这点经验重视起来，以后遇到类似的情况也不至于毫无所知，一脸茫然。

每次治疗感冒，我通过咳嗽和发热的先后顺序来判断病情的轻重，就是临床上的一个小窍门，也是我长期在临床中总结出来的经验。书本上有这么写吗？没有。学医的人只看书本可学不来这样的经验。

有些学生学中医，学到什么程度呢？教材、教案背得滚瓜烂熟，甚至能倒背《伤寒》，但把他放到临床上就傻眼了。所以，为什么中医讲究经验的传承呢？就在这里。

但是，现在很多医生都是"中庸"之道，什么是"中庸"之道呢？就是只要病人出了门，他就不再负责任，他要做的就是确保不出医疗事故。所以他看病就是搪塞，原来吃过什么药，继续吃吧；上个大夫开的方子很好，继续吃吧，说几句就把病人打发走了，看病对他来说只是一项任务。但真正有医德的医生不会这么做。每一个病人过来，他都要做一番系统的辨证，例如咳嗽、发热是什么原因导致的，病情严不严重，可能会是怎样的发展走向；病人走以后还得继续琢磨，像是治疗这个病大概要几天，大概会出现什么变化，下次再过来要怎么去应对疾病的变化。这就是大夫医德的体现，始终为病人负责，设身处地地为病人去考虑。而如此缜密的辨证过程，也让中医大夫有了丰厚的回报，就是这些临床上的经验。

你可以想想看，每一个病人都要这样去辨证，这是多么费脑子的事情，所以，每次看完病下来头都是大的，回到家时也不爱说话了。因为跟病人说的话多了，跟自己家人说的话就少了。

先天注定的体质，决定你生什么病

"你现在皮肤状态很差，脸上总冒痘痘，而且还虚胖，其实这都是痰湿体质的问题。痰湿解决了，不仅皮肤能变好，你还会变瘦，身材越来越苗条。"坐在我面前的女孩听完我的介绍，满脸兴奋。原本她只是想来调气色，没想到顺便解决了肥胖的问题。这不是捡了个大便宜吗？

实际上，这就是体质对一个人的影响。体质对人的影响能有多大？这么说吧，你的体质直接决定了你生什么病，体质调理好了，相关疾病也就没有了藏身之处。

这其实是两三年前的事情了。一天，我的门诊里来了个20岁出头的女孩，当时正在上大三。

这女孩长得可不瘦，身高看上去有一米六几，但体重却有一百三四十斤了。她一屁股坐下来，开始跟我讲述这几年来一直折磨她的烦恼："裴大夫，您看我的皮肤，脸色偏黄，出油严重，还总是长痘痘，我之前用了不少美容产品，但是根本看不到效果。我上网查原因，说的都是中医的一些问题，所以想过来看看中医。裴大夫，您给我好好看看，我这身体到底是怎么回事？为什么皮肤状态这么差呢？"

　　我仔细看了看这个姑娘，五官也算是精致，可是一张油汪汪的脸，脸上的气色也很暗淡，好像蒙了一层灰，让她看上去没什么精神，再加上点缀其间的几颗痘痘，立刻让她的形象大打折扣。

　　这个问题看来已经困扰她很长时间了，在我介绍的时候，她的眉头一直皱着，神情也很沮丧。我赶紧先安慰了她一句："别着急，咱们先看看身体状况再说，只要找到原因肯定能解决你的问题。"

　　实际上，一番望闻问切之后，我很快就找到了原因。

　　首先来看她的舌头，舌体胖大，也就是舌头变胖了，嘴里总感到满满当当的，这在舌象中说明体内湿气重；舌苔，也就是舌头表面那层苔状物又白又厚，看上去还很黏腻，根据舌象，这也是体内有水湿的最直观的表现。

　　体内怎么会有湿气呢？所谓湿，就是指水湿。我们身体内大半以上都是水，所以水少了不行，可如果水太多，也会成"灾"，这时水湿就会长期停留在体内为患。而这多出来的水，一方面是来自外湿，譬如夏天的桑拿天，长期的梅雨天气，外界的湿气非常重，常常会形成湿邪伤人；内湿，则是体内的水液代谢出了问题，体内的"水"排不出去。

　　体内一旦湿邪为患，情况就复杂了，因为湿被看做万恶之邪，不仅容易和其他病邪联合，成为寒湿、湿热、风湿；而且，湿为黏腻之邪，就像夏天里的三伏天，又湿又闷又热，非常不舒服，不论哪个脏腑上生了湿都很难出来。

　　湿还有一大特性是重浊，就像一件穿脏了又湿透了的羊毛大衣，提起来又重又费劲，体内有湿常常就会让人感到身体沉重，稍微运动就感到疲倦乏力，头脑昏蒙，分泌物、排泄物也会黏滞不爽，譬如大便不成形且便后不容易擦干净，或者粘在马桶上不容易冲干净，排出的汗也会发黏。这些都是明显的湿病症状，临床上，我也会以此作为诊断时的重要依据。

　　于是我问她："平时精力怎么样，吃得多不多？"

　　她见我说到这两点，赶紧回答："这也是我想问您的，您看我长得有点胖吧，实际上我吃得并不多。我觉得我就是典型的虚胖，平常上二楼回宿舍都能喘上半天，我同学没少因为这取笑我，说我已经未老先衰，简直像个老太太。"

"大便情况呢？"

"大便不成形，而且还老是冲不干净。"

从各种症状来看，体内的湿的确比较重。而她这种虚胖的体质，又可能是湿邪带来的另一恶果——痰湿。中医认为，体内的水湿积聚过多就会变成又稀又黏的"饮"，"饮"聚集的时间长了就会化成痰。而"肥人多痰湿"，身体上的脂肪其实和"痰"的特性非常相似，污浊、黏滞、稠厚，这也是由身体内污浊的水湿凝聚而成的。我又马上给她把了脉，发现脉象为滑脉，就像珠子在光滑的盘子上滚动，说明体内水湿泛滥；摸了摸她的皮肤，还能摸到一些质感柔软的小肿块，这也是痰湿的表现。

我又问她："平常有没有觉得喉咙里有痰？"

她想了想回答说："确实有点，早上起床后喉咙里总感觉有痰，但又咳不出来。"

总的来看，根据舌象、脉象以及她说的一系列症状，内在的原因已经渐渐浮出水面，她就是典型的痰湿体质，虚胖、皮肤状态差、精力不足、大便黏滞等问题实际上都是痰湿的症状。

"裴大夫，什么是痰湿体质啊？我还是第一次听说这个词。"女孩听到自己是痰湿体质有些难以理解。

我便跟她解释："简单来说，痰湿体质就是我们体内的水液出现了代谢障碍。水液在体内的代谢不畅顺会生成痰，相较于我们咳出来的'痰'，这时的痰只是半成品，是一种无形的痰，也就是所谓的痰湿。而且痰湿不论停在哪里都是个大麻烦，停在肝就可能得脂肪肝，停到皮肤下面就会成为肥胖，停到头部人就会经常头昏脑涨，停到心脏，人就会感到胸闷、气短、心慌。所以，中医里有句话叫'百病皆由痰作祟'。现在，不少人都有脂肪肝、哮喘、高血压、心脑血管等疾病，甚至恶性肿瘤，实际上，从中医来看这些都和湿邪、痰湿脱不了干系。"

她听到"肥胖"也是由痰湿引起的，不禁眼睛一亮，赶紧问我："裴大夫，我其实也在为减肥头疼，但是觉得之所以减不下来，主要是自己意志力不坚强，不够坚持。但刚才听您介绍，是不是去了痰湿，我就能瘦下来？"

我点了点头："没错，肥胖跟痰湿有很大关系，痰湿体质的人多数容易发胖。不过，也不要想得那么简单，这只是说你的痰湿体质不改善，减肥会非常困难，即使喝水都能长胖。但是要通过改善痰湿体质来减肥，你要做的事情也不少，痰湿和肥胖都是因为饮食没有节制以及缺少运动。只不过，认清自己的体质之后，无论是减肥、改善皮肤状况、调整身体状况都变得更有针对性，不再那么盲目。"

行医长达几十年，不只见证了整个时代的变迁，也让我更加直观地看到了疾病的诸多变化，我发现，痰湿体质在现代社会呈现出明显增多的趋势，腰痛、脂肪肝、眩晕、颈椎病、高血压、糖尿病、单纯性肥胖等疾病，其中的一部分就是中医的痰湿在作祟，所以痰湿体质已经成了典型的现代生活方式病。因为现代社会有一个通病——生活富足，缺乏运动。

生活方式为什么成了痰湿体质的罪魁祸首呢？因为痰湿的形成多是因为饮食不节制伤了脾胃。譬如吃了过多寒凉食物，暴饮暴食，喜欢吃煎炸、油腻、甜味食物，口味过重等都会损伤脾胃，长期积累下来就会成为痰湿体质。

现代人生活多么丰富，总有做不完的事情，参加不完的活动，当然其中也有加不完的班，于是熬夜就成了家常便饭。长期熬夜的人，他们的舌苔都是厚腻的，如果长时间处于这种状态基本就能判定是痰湿体质了，说明体内湿气非常重。

此外，现代人不爱运动，不是泡在网络世界，就是宅在家里。不运动，身体没有机会出汗，就没办法排出多余的水分，也会加重体内的水湿，促成痰湿体质。

"可是，我要怎么去改善我的痰湿体质呢？"女孩意识到自己的体质状况后，也急于摆脱掉这个大麻烦，赶紧问我解决办法。

"痰湿问题产生的内在原因是什么？刚才也提到是体内的水液代谢有了问题，如果水液代谢正常，它就是一道活水，一进一出，过程非常顺畅。如果把水液比作一条河流的话，那么，上游由肺负责，中游由脾负责，下游由肾负责，三大脏器必须完美配合水液代谢之路才能畅通。而其中，脾主运化水湿，就相当于水利枢纽，如果伤了脾，导致水湿停滞就会生痰。之后，这些痰就会跟随营养物质被输送到肺里，于是肺里开始积痰。这时候，肺里的痰即使全被吐出来，脾在下面还会不断地往上送。这也是中医的一个重要理论'脾为生痰之源，肺为贮痰之器'。所以，要从根本上改变痰湿，脾、肺是重点调养对象。此外，在中医里，肾主水，肾的气化功能有问题，下游的水液无法正常排出，也是水湿泛滥的重要原因。因此要兼顾肺、脾、肾三大脏器，把痰湿的内因解决掉。"

于是，针对她的痰湿体质，我便重点健脾益肾、化痰降浊、畅通气机。可除了吃中药外，更重要的是调整生活方式，于是我又专门为她制定了一个生活调养方案：

从饮食上来说，必须戒除油腻、过甜、口味过重的食物，可以多吃些健脾利湿、化痰去湿的清淡食物，像薏仁、白萝卜、葱、姜、白果、红小豆等。平常尽量不要喝酒，避免暴饮暴食，吃饭的速度也不能过快，而是要细嚼慢咽。

从运动上来说，痰湿体质的人最好能长期坚持体育锻炼，一开始可能比较容易累，可以根据身体情况进行调整，在后期逐渐加大运动量。

此外，痰湿体质的人尤其要注意远离潮湿的环境，平常要多晒晒太阳，生活作息规律，养成良好的生活习惯。

有句古话叫"千寒易除，一湿难去"，对于痰湿体质者来说要调理也是长期的。还好这个女孩坚持了下来，在服用了一段时间药，没有明显不适症状之后，她开始坚持每天运动，平常也会密切注意饮食，一年后再次见到她，不仅脸色变得红润了，身材也明显瘦了。

借助这个痰湿体质的故事，也让我们对体质有了一个直观的了解，体质其实就是人在不同时期、不同环境下的一种生活状态。可以说，体质对人影响极大，直接决定了一个人生什么病以及病情的走向。所以，中医大夫治病，从不会忽视对于病人体质的考虑。在治疗过程中，大夫除了消除明显症状外，还会从根本上把人的体质调回来，杜绝后患。

● 失衡的体质是健康的一大威胁

中医认为，身体内部脏腑的功能和活动，会从生理、心理两方面对人产生影响，这也直接决定了病邪这一大敌当前，身体会做出什么样的反应，这就是我们每个人的不同体质。

一棵树上，不可能找到两片完全相同的树叶，人的体质状况也存在很大差异。生活中常常发生这样的事情，吃麻辣烫的一桌人里，有的人脸上冒出了痘痘，有的人却吃得爽快；有的人吃人参体质越来越好，身体越来越壮，有的人则补不得，轻则流鼻血，重则头昏脑涨。所以，每个人的体质都反映着一个人的身体"个性"，从体质就能判断身体的健康状况。

从中医角度来说，人主要分为九种体质，即平和、气虚、阳虚、阴虚、血瘀、痰湿、湿热、气郁、特禀体质。其中，平和体质是最健康的一种体质，而其他八种体质相对来说都有某种偏颇，如阳虚体质说明体内代表火力的阳气不足，所以身体畏寒怕冷。那么，这九种体质都有怎样的表现呢？下面分别列出了九种体质的主要表现、发病倾向和饮食起居调养的注意事项，方便我们自查体质，认清自己的体质类型，并通过饮食起居上的调养，调理好身体的"亚健康"状态，逐渐让体质趋于平和。

平和体质	
总体概括	这是一种最稳定、最健康的体质，说明先天体质良好，后天调养也非常得当。不过，随着年龄增大，这种体质会越来越少，也说明了衰老对健康的重要影响
主要表现	身材匀称、健壮。脸上皮肤润泽，头发浓密且有光泽，双眼有神，鼻色明润，嗅觉、味觉功能正常，精力充足，不容易感到疲倦，耐寒、耐热，睡眠质量良好，食欲也比较好。舌象：舌色淡红，苔薄白
发病倾向	这种体质非常健康，属于正常体质，平常很少得病
饮食起居调养	起居有规律，注意劳逸结合，运动要适度，饮食注意多样化，不偏食，饮食有度

气虚体质	
总体概括	气是中医特有的一个概念，相当于人的体力、精力等。气虚体质说明人的体力、精力不足，稍微运动或工作后就会感到疲劳，身体的免疫功能、抵抗力也比较差
主要表现	形体比较消瘦或偏胖。面色苍白，气短，不想说话，身体容易感到疲倦，体倦乏力，常常出汗，尤其是运动过后出汗更多。舌象：舌淡红，舌边有齿痕，也就是在舌体边缘能看见类似于牙齿的痕迹，苔白
发病倾向	因为抵抗力比较弱，容易得感冒，或者生病后康复得比较缓慢，容易出现内脏下垂
饮食起居调养	天气炎热会加速体内气的消耗，夏季要注意避暑；因为容易感冒，冬季要注意避寒；多休息，避免过度劳累。多做一些动作和缓的运动。平常可以多吃些粳米、糯米、小米、山药等健脾食物，生萝卜、空心菜都是耗气的食物，要少吃

阳虚体质	
总体概括	体质偏寒，说明体内阳气虚，火力不足，常常感到畏寒怕冷
主要表现	身形多白胖，肌肉松软。平时手脚发凉，身体怕冷，衣服穿得通常比别人多，冬天不耐冻，夏天不敢吹空调，喜欢吃热的饮食，大便稀溏，小便色清量多，精神不振，睡觉比较多，总感觉睡不够。舌象：舌淡，胖嫩，舌边有齿痕，舌苔淡白
发病倾向	发病多属于寒证，易生痰、肿胀、腹泻、阳痿
饮食起居调养	注意避寒就温，在春天、夏天阳气比较足的时候多补补阳气，例如多吃韭菜、生姜等养阳气的食物，保证充足睡眠。多做些散步、慢跑等舒缓柔和的运动。情绪上要保持心态平和，避免产生不良情绪

阴虚体质	
总体概括	体质偏热，是由于脏腑功能失调，体内阴液不足，也就是"水"少，内热比较大，身体得不到滋润表现出来的一系列症状
主要表现	形体比较消瘦。常感到身体、脸上发热，心烦易怒，皮肤比较干燥，容易长皱纹，口干咽燥，眼睛干涩，面颊潮红或偏红，喜欢喝冷饮，喝再多水也感觉不解渴，容易失眠，大便干燥或便秘，尿黄短少等。舌象：舌质红，舌头表面比较干，舌苔比较少
发病倾向	身体容易虚劳、失精、失眠等，容易得糖尿病、脑卒中、失眠、高血脂、高血压、便秘、口腔溃疡等
饮食起居调养	因为耐冷、怕热，夏天要注意避暑，秋冬要注意养阴，如多吃些莲藕、杏仁、百合等养阴的食物，多喝水，保障充足的睡眠。多做些太极拳等动静结合的运动，并控制出汗量。避免情绪上的大起大落

痰湿体质	
总体概括	由于脏腑功能失调，身体内水液代谢出现问题，水湿长时间停聚，聚湿成痰而表现出来的一系列症状
主要表现	这种体质的人一般体形比较肥胖，腹部肥满松软。面部出油多，易生痤疮，汗多且发黏或汗少，身体感到沉重，容易困倦，胸闷，痰多，嘴里感到黏腻或发甜，喜欢吃甘甜的食物或黏食等。舌象：舌体胖大，舌苔白腻

发病倾向	容易得腰痛、脂肪肝、眩晕、颈椎病、高血压、糖尿病、单纯性肥胖等病，对梅雨及湿重环境的适应能力比较差
饮食起居调养	居住环境保持干燥、通风，穿的衣服要透气散汗，根据身体情况多做些活动并长期坚持锻炼，经常晒太阳。少吃甜食、油腻食物、黏食，少喝酒，不要吃得过饱。多吃白萝卜、红小豆、姜等健脾利湿化痰的清淡食物。如果舌体胖大、舌苔偏厚，秋冬最好不要进补，以免舌苔越补越厚，身体越补越胖

湿热体质	
总体概括	热、湿同时存在于体内表现出的一系列症状，或者是在夏秋的湿重天气感受了湿热之邪，或湿长时间停滞在体内而生热等
主要表现	身材偏胖或消瘦。脸上出油多，痤疮粉刺比较多，口干口苦，眼睛红赤，心烦，自觉身体沉重，容易疲劳，小便赤短，大便干燥或黏滞，男性多有阴囊潮湿，女性常见带下增多。舌象：舌质偏红，舌苔黄腻
发病倾向	容易得痤疮、湿疹、银屑病、汗疱疹、湿癣、脂溢性皮炎、酒糟鼻等皮肤病，以及黄疸、火热症（如中暑、上火）、糖尿病、脑卒中、冠心病等
饮食起居调养	避暑湿，居住环境要干燥通风，不要熬夜或让身体过度劳累。适合做长跑、游泳、爬山等高强度大运动量的锻炼。饮食上要少吃辛辣、油腻、海鲜或热性食物，少喝酒，多吃绿豆、冬瓜、丝瓜、赤小豆、西瓜、绿茶等去湿热的食物

血瘀体质	
总体概括	由于脏腑功能失调，体内血液运行不畅或体内出血无法消散而形成瘀血内阻的体质。病因多是情绪不畅，受到寒冷的侵袭，年老且身体虚弱或长时间生病等
主要表现	身形以瘦人居多。面色晦暗，嘴唇暗淡或偏紫，皮肤比较粗糙，容易出现皮肤瘀青、瘀斑或有色素沉着，眼眶有些发黑，好像有双"熊猫眼"，鼻子也可见到黑影，刷牙时牙龈易出血。舌象：舌质暗或有瘀斑，抬起舌头，在背面会看到静脉一片瘀紫
发病倾向	容易得脑卒中，并可能引起痛证

饮食起居调养	血得温则行，得寒则凝，要确保居住环境的温暖，冬天要注意防寒。日常作息要有规律，确保足够的睡眠，以免过度劳累影响气血运行。多做些跳舞、按摩等有益心脏血脉的活动，把身体各部分都活动到，帮助气血运行。苦闷忧郁会导致血瘀加重，情绪要保持乐观。多吃些红糖、丝瓜、玫瑰花等活血祛瘀的食物，酒可以少量常饮

气郁体质	
总体概括	这种体质主要和性格有关，先天或后天原因，长时间忧愁、郁闷、焦虑等就会导致体内的气运行不畅。而肝是调节"气"的运行的重要部位，所以气郁也叫"肝气郁结"
主要表现	体消瘦或偏胖，常常多愁善感，无缘无故地叹气，也容易感到害怕或受惊吓，会感到胸肋胀痛、胸闷、心慌、心悸，喉部常感到有堵塞感或异物感，容易失眠。舌象：舌质淡红，舌苔薄白
发病倾向	容易得失眠、郁症、惊恐等病症
饮食起居调养	室内经常通风，装修风格要明快亮丽，避免压抑。在阴雨天气注意调节情绪。平常不要总是一个人待着，要多做运动，多去跑步、爬山、游泳等。多做深呼吸，帮助开导郁滞。多吃些佛手、橙子、荞麦、韭菜等行气的食物

特禀体质	
总体概括	这是由于遗传或先天因素导致的一种特殊体质，包括过敏体质、遗传病体质、胎传体质等。
主要表现	常见有遗传性疾病、胎传性疾病，以及过敏体质等特殊情形。这类人的舌象也是多变的，呈现多样性。
发病倾向	过敏体质者容易得过敏性疾病；血友病等遗传性疾病；容易出现先天畸形、先天愚型及小儿生长发育迟缓类疾病；容易得"胎肥""胎弱"等胎传性疾病。
饮食起居调养	对于过敏体质者，要注意饮食清淡、均衡，粗细搭配适当，荤素配伍合理。日常要多吃蔬菜水果，多喝水。少吃生冷、辛辣、肥甘油腻的食物。生活中要远离过敏源，并通过坚持锻炼增强免疫力。

以后天养先天，
把"跑偏"的体质调回来

2001年夏天的某一天，我刚坐到诊室里开始一天的工作，一个三四岁的小男孩打开门，屁颠屁颠地跑进来，紧随其后的应该是男孩的母亲。

向我跑来的小男孩颇有礼貌地叫了我一声爷爷，模样非常讨喜。但是这么有礼貌的小孩脸色却无光，完全没有正常小孩该有的面色——娇嫩红润，看上去反倒有些泛黄，而且四肢都很瘦弱。

小男孩走到我身边，我拉着小男孩的手问他名字，他也丝毫不害羞，跟我说他叫乐乐，一股奶声奶气的童音。可是，这份可爱在不健康的气色下却有些逊色，我不禁为孩子的身体担忧，身体看着确实弱了点。

我问孩子的母亲："孩子身体哪里不舒服？"

孩子的母亲边抱起孩子坐下来边说："大夫，我家孩子从小身体就弱，跟别的小孩比起来，更是明显。"见孩子乱动，不肯安分下来，她用手轻轻摸了摸孩子的头，随后才继续说："你别看他现在这个样子，其实今年已经5岁了，可带到外面，别人都以为他才3岁。裴大夫，这到底是什么原因啊？看着孩子这样，我真是担心死了。"

原来孩子已经5岁了，可看看他现在瘦弱的体格，如果妈妈不说，的确看不出来。我让母亲把小孩的手放在桌上，帮他诊脉，发现脉象无力，说明孩子的体质很弱。

见我在诊脉，孩子的母亲又说出了另一个疑问："我妹妹也有一个男孩，跟我家孩子只差了10天左右，但我妹妹家的小孩从小身体就好，我家孩子却体弱多病，动不动就感冒。现在，两人的身高越长大越明显，都快差一头了，怎么会这样呢？"

孩子年龄都差不多，为什么有的孩子很少生病，有的孩子却在药罐子里长大？这应该是困扰很多家长的一个问题。观察我们身边的人，你也会发现有的人经常爱上火，有的人却畏寒又怕冷。其实，归其原因都在于我们每个人的先天体质不同。

这样说吧，我们的身体其实就像一个城市，要保障一个城市正常运转，以获得长足的发展，城市里的道路要顺畅，政府机关要指挥得力，各大工厂要铆足干劲，不断创造资本，后勤保障也要源源不断。如果道路修得狭窄、用料不合格，不仅容易拥堵，老化得也快；政府机关里没有指挥得当的一把手，手下也是散兵游勇，城市的发展方向就走歪了；而工厂生产的时候呢，不是停水就是断电，根本没办法保障生产……让整个城市没有一点活力，问题不断。这是人体这座城市内在的问题。内在的根基不稳固，人体这座城市又很容易受到外感病邪等外在因素的冲击，可以说是雪上加霜，疾病的出现就是必然的了。

所以，疾病总是找上门，与人的先天体质关系重大。外界的致病因素不断地侵袭人体，有的孩子一下子就生病了，有的孩子却能把病邪挡在体外，这就是先天体质对人的影响。两个孩子可能出生时没差几天，但先天体质差的，总是病恹恹的；先天体质好的，就不爱生病。

而在体质弱的孩子中情况又有很大不同，有的孩子是阳虚体质，体内火力不足，于是畏寒怕冷易感冒着凉；而有的孩子是阴虚火旺体质，稍微吃点热性食物或有了压力，就容易上火。所以，先天体质还决定着疾病的性质和走向。

给小儿看病要比成人更难，先不说治疗，准确辨证都是一个难题，孩子可能根本没法告诉你到底哪里不舒服，或者耐受不住疼痛，稍微有点病痛就会大哭。所以，我在诊治小儿疾病时常常会根据小儿的神色来判断他们体质的强弱。

譬如这个孩子，形体过于消瘦，面色萎黄，刚进来的时候还有些精神，但只坐了一会儿，现在人已经有些累了，整个人都靠在了他的母亲身上。这些都说明他的先天体质较弱。对于那些先天体质较强的孩子来说，神态上是完全不一样的，脸上通常神采奕奕，语音洪亮，体格也很强壮。

诊脉的结果是脉象无力，结合孩子的神态特征，都说明了孩子的先天体质有些弱。所以孩子经常生病，一着凉就容易感冒、发热。我跟孩子母亲说明了这些情况，她有些不相信地问我："可为什么会先天体弱，原因是什么呢？"

我跟她解释："先天体弱有多种原因。父母身体体质好不好，怀孩子时的身体状况好坏，还有生孩子时有没有缺氧、难产等都会影响孩子的体质。而其中，父母的体质是孩子先天体质的基础，先天体质好了，就是小孩子本身的身体优势，这种优势可以让小孩子不会那么容易生病。"

孩子的母亲听了我的解释，神情里有些懊丧，又问我："裴大夫，听了您对体质的介绍，孩子以后是不是只能这样，调不过来了？唉，都怪我们没给孩子一个好身体。"

看到孩子的母亲竟然自责起来，我赶紧宽慰她："也不能这么说。一个人的体质是由先天和后天加在一起组成的。先天之本很重要，这是原动力；但后天之本更重要，假如先天不是特别好的话可以通过后天慢慢地补回来。有些孩子先天非常好，可是后天照顾不周，同样会出现孩子体弱多病的状况。如果用汽车的马达作比喻的话，1.0的排气量和3.5的排气量开起来速度当然是不一样的，但是有些人就算只有1.0的排气量，因为车子保养得好，也不比3.5的差。而3.5的那个，不好好保养，而且专挑各种不平崎岖的路走，就算是多好的车也很容易坏，这就相当于把一个轮子摘了下来，那这车还能开吗？"

孩子的妈妈听了我的话紧皱的眉头终于舒展开了，好像终于看到了希望一般。我也建议孩子的母亲："脾胃是后天之本，既然孩子的先天不好，只能靠后天把脾胃养好。脾胃健运了，身体有了营养的保障，体质才更加强健，进而帮助身体抵御外邪，不生病。不过，这一时间跨度会比较大，体质不是一两天就能养好的，必须循序渐进地慢慢来。"

而我给孩子开出的药，也是我在临床上经常用到的两种药。因为我一直倡导"未病先防、既病防变"的防治原则，便根据我几十年的经验研制出"贝儿润、贝儿壮"两款药食同源的产品，不仅效果好，口味也非常甘甜，清润爽口，非常适合体质虚弱的孩子。即使孩子先天体质较好，也可以不时喝上一周或一个月，帮助增强体质，提高免疫力，防未病。

其中，"贝儿润"的成分是金银花、白茅根、芦根、薄荷、藿香，主要有润五脏的功效。五脏得到润泽，孩子得病的机会就少了。而且"贝儿润"润肺的作用尤其显著，肺得到润泽就会让孩子少感冒，预防生病。"贝儿壮"的成分是黄精、茯苓、炒麦芽、山楂、炒莱菔子、佛手，主要有健脾益气，消食化积，开胃导滞，提高免疫力的功效。孩子脾胃健运，吸收消化能力变强，不仅吃饭香了，运动、学习的能力也会跟着变强，也能减少得病的机会，增强体质，未病先防。两种药都已经做成了冲剂，服用非常方便，味道也甘甜可口，孩子都很喜欢喝。

此外，我还给孩子的妈妈介绍了一个小经验："贝儿润和贝儿壮是我经常给孩子们开的两种药，能帮助孩子增强体质，提高免疫力，未病先防。孩子2~6岁之间可以上午各一袋，下午各一袋，一起吃。喝上一个月左右就停一停，观察一段时间再喝。刚开始，孩子的体质可能还没调过来，容易感冒，出现早期症状时可以加大贝儿润的剂量，一次喝上两袋，感冒一般就预防过去了。不过，因为这种药主要是预防，孩子感冒变重的话作用就有限了，还是要赶紧接受治疗。"

孩子的母亲听完我开出的两种药，说道："听您说调理的时间短不了，我原本还担心孩子以后怎么吃中药呢，我们家孩子特别不爱吃药，每次吃药都得哭半天，听完您的介绍我也就放心了。"

我看了看母亲怀里的孩子，已经甜甜地睡着了。想着以后孩子会越长越强壮，我的一颗心也放下了，这不仅是对孩子的未来充满信心，也是众多孩子在服用这两种药后所带来的改变，让我无比踏实。

人体内的各个部分是相互依存，彼此相互关联的，共同维持着人体的各项机能，同时也相互影响，一荣俱荣，一损俱损。把脾胃这一后天之本调理好，同时兼顾五脏，就能从后天慢慢改善人的体质，增强身体的抵抗力，不生病或少生病。

不过，除了通过中药强健脾胃功能外，更重要的是从生活上着手调理，通过长期的坚持和细心的调养，养足脾胃的动力。

首先，养脾胃也要看心情。你可能不知道，脾胃同样是有"感情"的，而且还非常敏感，长期压力大、过度焦虑或紧张等，都会影响脾胃的健康。有胃病的人可能都有这样的经历，情绪过度紧张或生气时胃病也跟着犯了，这就是情绪对脾胃健康的影响。所以，日常要注意让心情保持平静，至少不会过激，保护好脾胃。

其次，五谷最养脾胃。人以水谷为本，谷物(主食)是身体赖以生存的根本，胃主受纳水谷，因此最好的养脾胃食物就是五谷。当然，只吃五谷也不行，还要吃适量的水果、肉类、蔬菜等，让营养更为均衡。

但在选择蔬菜、水果时要把握一个原则，就是根据季节、时令来挑选。

因为当季的蔬菜、水果是在自然环境条件下生长成熟的，无论是口感还是营养都比反季节的好。更重要的是，应季的蔬菜还具有养生、防未病的作用。比如春天气候乍暖还寒，很不稳定，人们在这个季节很容易感冒，而春天盛产的辣椒、青椒、洋葱、花椰菜、芹菜、莴苣、荠菜等大多具有发汗、祛风的作用，刚好能预防感冒。夏天盛产丝瓜、苦瓜、芦笋、茭白、黄瓜、生菜、西红柿、卷心菜等，这些寒凉的食物正好能缓解夏季的炎热，预防上火。秋季盛产秋葵、菱角、莲藕、栗子、地瓜叶、豆角、山药等，这些食物都具有滋阴润肺的功效，可以缓解秋燥带来的一系列问题。冬季，在北方只有萝卜、大白菜、土豆、黑木耳等能够长期储存的蔬菜，这些食物有清补、滋阴补肾的作用，非常适合冬季吃。

养脾胃，最重要的就是不违背自然的规律，身体的规律，如果冬季偏要吃寒凉的西瓜，脾胃怎么可能不伤。所以，养脾胃要多吃五谷糙米，也要兼顾饮食多样化，多吃应季蔬菜。懂得了怎么吃，还要养成良好的饮食习惯，注意饮食清淡，少吃寒凉的食物，不暴饮暴食，否则都会损伤脾胃，增加脾胃的负担。

此外，还可以通过捏四缝这一按摩小动作保养脾胃。

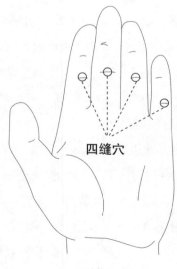

四缝穴

捏四缝，是说通过捏四指的横纹调养脾胃，可以每天以适中的力度自己掐一掐。如果小孩有疳积，就是营养不良、面黄肌瘦、不爱吃饭，也可以扎四缝，很多小朋友扎一次就见效。如果怕疼痛可以轻轻揉四缝。成人脾胃不好，也可以捏四缝。

同时，每个手指的指肚都代表一个脏器，比如拇指就代表脾，脾胃弱的人就可以经常掐一掐、捏一捏，也能起到健脾的作用；食指属肝，中指属心，无名指属肺，小拇指属肾，都可以经常捏一捏，调养五脏。

捏的时候左右手交换进行，每天捏两三次，每次四五分钟，随时随地都可以捏。

上面这些养脾胃的方法，不仅适合体质虚弱或脾胃虚弱的孩子，也是调养脾胃要遵循的养生原则。成人有了脾胃的问题，甚至在脾胃状况良好的情况下，也都可以通过上面的措施，呵护脾胃，让脾胃少生病，养足我们的后天之本，为后天的健康添足动力。

阴阳平衡是健康的大药

某一年夏天，我的诊所里来了个"怪"病人。

当时应该是阴历六七月份，而且快到中午，透过我诊所里的大窗户向外望去，太阳已经非常毒辣，马路被照得明晃晃的，为了躲避暑热，连行人都少了很多。作为中医大夫，我原本是不主张吹空调的，但是无奈诊所里人挤人，不开空调估计病人都得被热出去，哪有心思看病。

可再看这个怪人，上身还穿着厚外套、衬衫，下身一条长裤，很明显，这个人非常怕冷，即使大热的天气也无法温暖他的身体，全身捂得严严实实。跟身边那些穿短袖都嫌热的人相比，这不能不说怪，所以我一眼就注意到了他。

不明就里的情况下，这种不怕热的体质不知道引来多少人的羡慕，但在中医大夫的眼里，他的情况一点都不值得羡慕，反而存在很多问题。

轮到他就诊的时候，他对我说："我今年52岁，五六年前检查出高血压，之前一直是靠降压药来维持血压稳定。但是最近一段时间，我发现吃药的效果大不如从前，还出现了副作用，我的胃开始不舒服、经常反酸，小便也比较频繁。还有，我的腰和腿总是感到发凉，稍微一着凉就不行了，所以，你看我大夏天的都不敢脱衣服。"

提到高血压，很多人都知道这是肝火旺，很多高血压病人都会面红目赤、脾气暴躁，这都是肝火旺的表现。所以，中医治疗高血压，常规的治疗方法就是平肝潜阳。"平肝潜阳"，所谓"平"就是恢复肝脏的阴阳平衡，所谓"潜"就是让肝阳潜到下面，抑制过于旺盛的肝阳。阴阳平衡了，肝火降下去，高血压就能缓解了。

但看到这个病人后，我首先判断他的高血压绝不能用平肝潜阳的方法来治疗，因为根据他的症状，他的身体不论内外其实都是阳虚寒冷的表现。为什么这么说呢？除了他的介绍外，我又仔细询问了他的症状，既有高血压的一般表现：头晕、耳鸣、头痛、烦躁、失眠；另一方面，阳虚的表现也非常典型：畏寒怕冷、出虚汗、没有精神、腰膝冷痛。我让他伸出舌头来一看，舌苔又白又腻，这说明脾为寒湿所困。

这种虚寒性的高血压，原本就阳虚，这时候用平肝潜阳的治疗方法，阳会虚得更厉害，阳虚又生寒，就会让病人越吃越寒，让他的情况越来越严重。换句话说，治疗虚寒性的高血压就要用温补的中药扶助阳气，进而实现阴阳平衡。

最后，服了一段温阳的中药之后，不仅血压维持了平衡，他畏寒怕冷、腰膝发凉等阳虚的症状也明显好转。

通过这个病例你也许会发现，中医治疗疾病，其实就是在调阴阳。人类的疾病成千上万，有常见病，也有疑难杂症，不管它们有多少种类，名称是什么，在中医理论里，这些疾病的发病原理却只有一个——阴阳失衡。而中医讲究"治病必求于本"，这个"本"也是要达到阴阳平衡，所以症状消失仍不算病好，只有把阴阳调好才算彻底治愈。

可到底什么是阴阳呢？阴阳实际就是事物的两个方面。

这主要是根据阴阳的能量特征而划分，比如说阳的能量特征是温热、明亮、干燥、兴奋、亢进。因此，上面的、外面的、左边的、南方的、天空的、白昼的、春夏的、运动的等等，都为阳。

阴的能量特征是寒凉、晦暗、湿润、抑制、衰退。所以，下面的、内部的、右边的、北方的、大地的、黑夜的、秋冬的、静止的等等，都属于阴。

疾病怎么分阴阳呢？对中医大夫来说，把阴阳的思想应用到人体身上其实就是中医辨证要遵循的阴阳两纲，以此为基础，又引申出表里、虚实、寒热六要。

世界上的万事万物，不论如何变化，归根结底都逃不出一阴一阳，从中也可以掂量出阴阳的分量。中医的研究也离不开天地，所以，在认识疾病的过程中阴阳就是一个总纲领，无论是分析人体的结构、各脏腑的功能，还是疾病的变化，应用的也都是阴阳的理论。其中，"六要"也是为了辨别阴阳。因此，阴阳为总纲，而表证、热证、实证，可概括为阳证，一般出现在正气和邪气都比较强，或者疾病的初期阶段。里证、寒证、虚证可以概括为阴证，一般出现在正气和邪气都较虚弱，或者疾病的后期阶段。

什么是表里？中医把身体外部的这层肌肤、毛发称为表，把内脏称为里。分清表、里，就能看出病变部位的深浅以及病情是轻是重。如果疾病发生在皮毛，则属于表证，说明病情比较轻；如果疾病发生在五脏六腑，则属于里证，说明病情比较重。

	表证	里证
症状表现	如果发热怕冷，头痛鼻塞，舌上没有舌苔，属于表证	如果潮热，怕热，腹痛，口干舌燥，舌苔黄黑，则属于里证

什么是虚实？虚和实主要用来辨别体内正气和邪气到底谁强谁弱。虚证说明人体正气虚弱，同时邪气也不太强。实证说明体内邪气很强，而正气尚未衰弱，仍保存有一定的抵抗能力与邪气对抗。

	虚证	实证
症状表现	如果平时身体不太好，总是病恹恹的，脸色淡白或萎黄，精神疲惫，气短音低，自汗盗汗，头晕眼花，心悸失眠，腹痛且喜按，饮食减少，舌质淡胖或瘦瘪，属于虚证	如果平常身体比较好，忽然间生病，脸色偏红，气粗，咳痰，肿胀，腹痛且拒按，便秘，小便红，舌苔厚腻，则属于实证

什么是寒热？在中医里，寒证是体内阳气不足或受到外界寒邪侵袭而导致的一类症状；热证是体内阳气偏盛或受到外界热邪侵袭导致的一类症状。

	寒证	热证
症状表现	如果口不渴，或口渴但不想喝水，喜欢吃热的食物或喝热水，四肢冰凉，小便清长，大便溏而不成形，属于寒证	如果非常能喝水，喜欢吃冷的食物或喝冷水，烦躁，小便短赤，大便燥结，则属于热证

接下来就是关键的阴阳辨证。一般，说话声音洪亮的属于阳，声音微小的属于阴；脸色比较鲜明的属于阳，脸色晦暗的属于阴……具体症状见下表。

四诊	阴证	阳证
望	面色苍白或暗淡无光，精神萎靡不振，倦怠乏力，舌质淡，舌苔滑	面色潮红或满面红光，喜欢贪凉，情绪容易狂躁不安，嘴唇比较干燥，舌质红，舌苔黄（情况严重时舌质变黑）
闻	声音低微，安静，沉默少语，呼吸气短、弱	声音洪亮，感到心烦而话多，呼吸粗，常常大叫大骂
问	大便腥臭味重，饮食减少，口淡无味，不烦不渴，喜欢喝热饮，小便清长或短少	大便干结或有奇臭，口干，感觉吃不下饭，口渴且喜欢喝水，喜欢喝冷饮，小便颜色偏红且短
切	腹痛喜按，身体寒冷，四肢冰凉	腹痛怕按，身体比较热，四肢比较暖

在辨证中，里证、虚证、寒证属于阴证，表证、实证、热证属于阳证；而在治疗上，药物、穴位等也分阴阳两种属性，当身体出现阴阳的偏

盛偏衰时，要通过热者寒之、寒者热之、补不足、泻有余、滋阴、扶阳等
原则，让阴阳平衡。

阴阳的偏盛或偏衰，可以分为以下四个方面：

偏盛	阴胜则寒	阳胜则热
概述	因受到外界的风寒阴邪侵袭或者吃了过多生冷食物，导致阴过于旺盛的病理变化	因感受外界的温热阳邪，或感受阴邪且在体内从阳化热，或情绪过激、气滞、血瘀、痰浊、食积等郁而化热，导致体内阳偏旺盛，脏腑功能过于亢奋产生的病理变化
病机特点	体内阴盛且阳并没有虚，属于实寒证	体内阳盛且阴并没有虚，属于实热证
症状表现	阴的特点是寒、静、湿，所以症状表现为身体寒冷、四肢冰凉、喜暖、腹痛、口淡不渴、小便清长、便溏、舌苔白等	阳的特点是热、动、燥，所以症状表现为发热、烦躁、口渴、小便短少、大便干燥、舌质红、舌苔黄等
治疗方法	对于阴偏盛导致的实寒证，要泻去过盛的阴，用偏温热的药物来平衡	对于阳偏盛导致的实热证，要泻去过盛的阳，用偏寒凉的药物来平衡
日常调理	饮食：饮食要以清淡为主，合理搭配膳食，注意营养充足，要忌辛辣、油腻、烟酒、生冷食物 运动：因体质偏寒，锻炼时注意保暖。可以多做一些快走、慢跑、太极拳等温和性的有氧运动 情绪：因精神容易倦怠，要注意保持开朗、乐观 代茶饮：可以适当喝一些红茶等	饮食：少吃燥热辛辣类的食物，如辣椒、葱、姜、羊肉、牛肉等，不要喝壮阳类的药酒，平常可以多吃些寒凉类的食物，如梨子、西瓜、草莓、甜瓜、苦瓜等 运动：要经常锻炼，散发体内的阳气，可选择如武术、跑步、球类等运动 情绪：因为脾气比较急，要学会控制自己的情绪，避免急躁 代茶饮：阳盛的人容易上火、便秘，平常可以喝些菊花茶或苦丁茶，如果感到口干舌燥，可以喝麦门冬茶

偏衰	阴虚则热	阳虚则寒
概述	因为阳邪伤阴、情绪过激化火或长时间生病伤阴，导致体内阴液不足而产生的病理变化	因先天禀赋不足、后天过度劳累、长时间生病导致营养不良、饮食不当、过度受寒、药物过量等，导致体内阳气不足而产生的病理变化
病机特点	阴液不足，体内阳气相对偏盛，属于虚热证	体内阳气不足，阳无法压制阴而令阴相对亢盛，属于虚寒证
症状表现	既有两手两足心发热、心胸烦热、发热不高或某一特定时间发热变重、面红如火、咽干口燥、舌质红、舌苔少等热象，也有消瘦、盗汗等虚象 阴虚则热与阳盛则热的区别主要是看是否有明显的虚象	既有脸色苍白、畏寒肢冷、舌质淡等寒象，同时还有喜静、不爱动、小便清长、下利清谷等虚象 阳虚则寒与阴盛则寒的区别仍然是分辨是否有虚象
治疗方法	阴偏衰导致的虚热证，要通过滋阴制阳的药物，补足阴气	阳偏衰导致的虚寒证，要通过扶阳抑阴，补足阳气
日常调理	饮食：阴虚的人饮食要清淡，可以多吃些芝麻、糯米、蜂蜜、乳品、甘蔗等，少吃肥腻厚味、燥热的食物 情绪：阴虚的人性格较为急躁，容易心烦、生气，这在情绪方面要尽量克制，避免和他人争执，静养身心 运动：阴虚的人因为体内阴液不足，运动时容易出现口渴干燥、面色潮红、小便少等症状，所以运动强度不能过大，可以间断性锻炼身体 代茶饮：阴虚的人可以适当喝些凉性的茶，如绿茶、黄茶等	饮食：阳虚的人，可以多吃些甘温的食物，如羊肉、猪肚、鸡肉、带鱼等，少吃辛辣、生冷、不容易消化的食物。饮食要注意多样化、不偏食，切忌暴饮暴食 运动：中医认为"动则生阳"，阳虚的人要注意多锻炼，春夏是养阳的最佳时机，也要坚持锻炼，每天可以适当晒晒日光浴，提升阳气 情绪：阳虚的人常常情绪不佳，善恐或善悲，所以，要善于调节自己的情绪，避免受到不良情绪的影响 代茶饮：畏寒怕冷可以喝些生姜蜂蜜茶、大枣红糖茶等

第二章

你的身体有话说

　　我们的身体有时会发出一些"声音"，来提醒我们某个部位出了差错，但我们常常对这种提醒茫然无措，不知所云。很多疾病从表面上看，是来折磨我们的，其实，它们都是人体本能的自我保护，是给我们发出的一个信号，提醒我们改变生活习惯与调节心理健康。如果我们忽略了这些"声音"，很可能会导致病情加重；反之，善于观察和利用身体发出的"求救声音"，就能及时"治未病"，让身体小病不生，大病可防。

老中医都懂得"以貌取人"

中医里有句话，叫"望而知之为之神"，是说一望就能看出病情，便可以称作神医了。中医有望、闻、问、切四诊，大多数人肯定认为，只有四诊结合起来才能准确断病，更何况即使四诊结合起来都看不好病的也大有人在。只望一眼就看出一个人得了什么病，谁能达到如此出神入化的地步？这大夫神不神暂且不说，但首先会想到这一定是个庸医，我是在看病，不是在看面相！

可真正成为一个中医大夫后就会发现，"一望就知"对大夫来说不仅是医术的考验，也是病人把你逼到了"神医"这一步。第一次带给我这种震撼和转变的，就是我的老师——京城四大名医孔伯华。

从北平医学院毕业后，孔老观察了一段时间，见我学医时够勤奋，悟性也高，便把我留在身边，成了他的入室弟子。那时，孔老已经声名在外，不仅要顾好自己的门诊，时不时还要到各地甚至国外会诊，业务很繁忙。因为我写得一手好字，抄方子工整清楚，孔老经常把我带在身边，让我有机会时不时地得到几句点拨。

那大概是在1946年，有一次，一个大户人家请孔老过去看病，说病人病得严重，不方便过来，请孔老过去看看。那时候，看病去医院的并不多，医院的概念远未普及，钱不多的老百姓去看在药店坐堂的中医大夫，有钱的大户人家一般是请有名望的中医或西医大夫直接到家里去。

我和孔老穿过几层院子，来到病人的房间。这病人是个年轻的女人，当时正躺在床上，她身旁还躺着个没多大的婴儿，看样子刚生产完没几个月。

新生命降生，这原本是一件欢天喜地的事，可我却感觉不到这间房里有丝毫的喜气。病人在床上病恹恹地躺着，她的母亲听说女儿生病，几天之前就赶过来照顾，可并不见她女儿的婆婆和丈夫过来看望。我们一进去，她的母亲还向我们大吐苦水："瞧瞧这家人，就因为生的是女儿，连媳妇生病都懒得管了。孩子没奶吃，媳妇发着高烧，如果不是我过来张罗着请医生，让她娘儿俩怎么过！我这闺女也是，自己生病什么都不说，就这么憋着。孔老，您给好好看看吧。"

按照看病的程序，孔老得先问问病人有什么症状，便问这个年轻女人："哪里不舒服？"可病人却没有搭腔。孔老继续问："最近食欲怎么样？睡觉情况好吗？"病人仍然一句话不说，只是低着头。

现在只知道病人是发热，可要判断这发热是什么原因导致的，还要结合病人的其他症状确定是外感还是内伤。受了风寒，或者积食、过度疲劳等都会引起发热，可一个是外感，一个是内伤，治疗起来千差万别，这时大夫必须结合具体症状仔细斟酌。可是病人竟然什么都不肯说，是在故意难为我们当大夫的，还是另有隐情？我心里既疑惑又着急，该去如何应对一个不肯说话的病人呢？

我看了一眼孔老，他似乎并没有勉强她开口的意思，先让她伸出舌头看了看，转身又从医药箱里拿出脉枕，垫在病人的手腕底下开始号脉。号脉时，孔老又问了病人几句，但问的问题就像拉家常，貌似跟这病无关紧要。

"这孩子是你的，多大了？"

"对，刚刚5个月。"

"孩子还吃奶不吃奶？"孔老见病人开口了，赶紧继续问。

"有时候也没有。"

"你说一下自己的主要症状，现在身体怎么不舒服了？"孔老把话题再次转到她的病上，病人却又不言语了，看来她对自己的病非常介意，可到底是什么原因呢？

孔老也没有继续逼问，转而开始说起刚才号脉的情况："刚才我看了看你的舌头，舌质很红，舌苔很厚，号脉时看到你肝脉旺，是不是身上长了疮？"

当时病人的母亲也在屋子里，还没等病人吱声，就听见她的母亲搭腔说："先生，您号脉真准，她的确是长疮了，是奶疮，所以才不肯说。而且她这两天还有点发热，我今天一看，这疮旁边还有一个小疙瘩，都肿了。"

孔老听完默默一点头，提笔开出了个方子。我一看，是清热解毒，也就是消炎。最后，三服药下去病人的奶疮就消了，烧也退了，病人和家属都很佩服。

一听是奶疮，我立刻明白这个年轻女人为什么对自己的病三缄其口了。身处于上世纪，女子的思想观念仍然过于保守，所以连得了奶疮都羞于说出口。可面对一个不肯开口的病人，孔老竟然能准确辨证，单凭望诊、脉诊就断出了病情，孔老的医术的确让人心服口服。

事后，我问孔老是如何诊断出来的，听后更加叹服中医之深奥、玄妙。孔老告诉我："中医看病，要眼观六路，耳听八方，虽然病人不肯说自己的症状，但她的母亲其实已经替她说了，第一个是发热，第二个是没奶，第三个是心情不佳，这些症状都藏在病人母亲发的牢骚里，稍不注意就被忽视了。发热是因为有炎症，再看她的舌头，舌质红说明有热证；舌根两侧非常厚浊，舌根两侧对应的是女人的子宫和卵巢，如果这里出现厚厚的浊腐，卵巢和乳房就可能出问题。这个病人因为生的是女儿，受了不少气，心情自然不会好，你也看到了，脸上不见一丝笑容，这说明什么？情志内伤了。喜、怒、忧、思、悲、恐、惊，几种情绪一过度，就可能引起脏腑功能紊乱而生病。病人还说孩子有时候没奶吃，这又是在告诉你乳汁排出不畅。几大症状一综合，其实就很清楚了，就是肝郁气滞引起的奶疮。

　　"从中医理论来说，肝主疏泄，它就像一个调控阀门，情志、血液、身体内的水液等方面都需要肝来调节，其中也包括乳汁的分泌。如果情志内伤，生气或悲思过度就会导致肝气不舒，这样一来乳汁的排出就受到了影响，乳汁在乳房内积聚的时间长了必然会化热，体热旺盛，就会使肉腐烂，肉腐烂就会产生脓水而为疮。所以，通过这几点其实已经能判断十有八九是奶疮，我最后之所以再诊脉，也只是再明确一下肝脉的情况，结果发现病人肝脉旺，肝确实有火，从而给了我十成的把握。"

　　原来，归根结底还是生产后受了气。为什么产妇生气后奶水会变少，就是因为怒伤肝，影响了肝的疏泄功能，进而导致奶水排出不畅。从现代医学来说，奶疮就是急性乳腺炎，主要原因就是乳汁排出不畅，引起了乳管堵塞。

　　为什么在病人不肯开口说病情的情况下，孔老仍然能准确看出是得了奶疮？其实，中医看病的原理就像在挑西瓜，西医是切开一半或者只切一个小三角块，来确定瓜熟不熟；可事实证明，不切开西瓜也能判断西瓜的质量，这就是在反复验证后得出的挑瓜经验。中医看病就是如此，只看外在表象就能探知内在的规律，进而准确把握到底哪里出了问题。所以，孔老只凭望诊就对病人的病有了八九成把握，然后再结合其他诊断手段搜集更准确的病情信息。

　　能做到这一点，却不是一朝一夕就能练成的，这都是经验的积累。

试想，如果孔老不是以他堪称神医的医术"征服"了病人，让病人心服口服，后面的诊治可能真的无法继续下去了。假如孔老在那里磨蹭半天看不出个所以然，家长还不把这医生看扁了？原来老中医也不过如此。或者孔老的确看出了问题，却按照普通发热去治，根本没有对症，最后病人和家属明里暗里都会把这医生嘲讽一番。

所以，医生必须练就"以貌取人"的功力，这种本事也是中医的一大优势。"以貌取人"实际涵盖的就是中医辨证、诊断的过程，直接关系着后面治病的环节。看病也像破案一样，不过中医看病比侦探破案要更过瘾，侦探推理一件案子可能要几天、几十天甚至几十年，因为它的线索是开放性的，确定作案地点、作案嫌疑人要费很大的事。可人的疾病范围就非常明确了，总逃不出大夫的一双眼睛，中医大夫通过看舌头颜色就能知道体内是寒是热，偏白说明体内有寒，偏黄则说明体内有热；看脸色就能判断哪一脏腑有问题，如面色萎黄可能提示脾胃虚弱。

"以貌取人"是技术层面的问题，直接反映着一个大夫的医术水平，这也是中医大夫看病必须有的一个过程。然而，现在有些大夫根本不是治人而是治"症"，头疼了就给你开些头疼药，发热了就给你清清热，但中医治病可不是这么简单的事情。有些病人表面看来是发热，可同时还表现出四肢发凉等寒证，这属于真热假寒，到底是该清热呢，还是祛风散寒？有些大夫不加以辨证就直接开方子，可谓害人不浅。

十几年前，日本的一个医疗代表团曾经来中国参加某个中医的研讨会。见到我们这些中医大夫，一人送上了一包药。我拿过来一看，上面写着赤小豆汤、麻黄汤……原来他们把古老的中医方剂做成了粉剂，然后在说明书上给出中医的治疗要点，说这样就方便省事多了，一目了然，有什么病根据说明书选就行。

可这不是犯了和那些只知道治"症"的大夫一样的错吗？如果这样真的可行，那人人都成大夫了。所以，中医并不是按照古典老方子做成药，感冒了就给你喝麻黄汤，中医讲究的是辨证。人和人千差万别，最基本的是每个人的体质、饮食结构都不一样。这个日本代表团按照这种办法研究下去其实已经走错了路，中医必须辨证施治，和你的身体面对面，做到"以貌取人"。

不只医生要做到"以貌取人"，我们每一个人其实都应该有这样的"觉醒"。我曾经看过一个病人，一开始她只是后背皮肤瘙痒，后来竟然查出了肺癌。有一个孩子发高烧，当我看到孩子的"指纹"时，发现他可能快惊风了，这是多么危险的情况。这些例子在后文都有具体介绍，但这几件事却告诉我们，大病来时很可怕，可在这之前其实已经有征兆。而聪明的病人会密切关注这些身体的语言，做到未雨绸缪。

当身体想要喝水了，会口干舌燥；当身体饥饿的时候，会饥肠辘辘；当身体想睡觉时，又会感到精疲力竭……这不就是身体在给我们交流吗？当它生病时也会告诉你哪里不舒服了。所以，面对状况百出的身体，必须了解一定的沟通技巧，清楚地认识到身体到底哪里出了问题。

你也许会说：这不就是医生的工作吗，难道要让我给自己看病?! 的确，自己给自己看病实在有些难为人，连医生也不一定能治好自己的病。但懂得身体的语言不是让你去治病，而是懂得"治未病"的重要性，在疾病刚刚露出苗头时，就抓住先机，把它扼杀在摇篮里。否则，不重视早期的病情预警，大病当前已经为时过晚。

从这一点来说，懂得倾听身体的语言，实际是让你慢慢学会做一个聪明的病人，接触一些与疾病相关的知识，不要只知道听医生的话，把自己的命运全部交给医生。因为有时候，你不知道自己能不能碰上"良医"，或者即使能碰上"神医"，身体却已经被折腾得乱七八糟，连"神医"也回天无力了。因此，读懂身体的语言、掌握与身体的沟通技巧非常重要，人总是要生病，我们必须学会做一个聪明的病人，认清身体的控诉，及时发现疾病的征兆。

脸上也有"三围"

在北京儿童医院工作时，一天下午一位母亲带着两个小男孩过来看病。这两个男孩一个高一个矮，长得高的那个身材胖瘦适中，面色红润，一看就知道身体没什么毛病；另一个男孩看上去起码矮了有五厘米，而且面泛黄色，身形消瘦，一副营养不良的模样。

我原本以为他们是一大一小兄弟俩，谁知他们的妈妈却告诉我这是一对双胞胎!

这位妈妈介绍完不禁让我吃了一惊，虽说双胞胎不一定长得完全一样，但至少身高上不会产生如此大的差距，到底是什么原因呢？长得矮的男孩身体肯定有问题，但必须弄清楚他的经历才能做出具体的判断，找到让他身体消瘦的原因。于是，我就问这位妈妈："他们出生的时候就长得不一样吗？"

"不是，他们刚出生时长得特别像。您别看这一个长得又瘦又矮，他其实还比另外一个早出生十几分钟呢。他原本应该是哥哥，可还没弟弟长得高，也没弟弟长得壮。我平时非常注意孩子的营养，他们俩平常吃的食物没什么差别，我还会督促哥哥多吃点，可哥哥就是胖不起来，还越来越瘦了。孩子现在快6岁了，眼看着要上小学，我怕他身体一直这样下去，不健康不说，还可能影响孩子的学习，所以就过来找您给看看。"妈妈一边回答，一边还轻轻抚摸了几下那个长得较矮的男孩，眉头紧皱着，看得出她没少为这个孩子操心。

我又问："孩子是什么时候开始变瘦，不长个儿的？"

"我觉得应该是在孩子六七个月大的时候。因为要供两个孩子，我的母乳不够，就打算在那时候给他们断奶，试着吃奶粉和食物，谁知道哥哥却开始不适应了，又是吐，又是泻，很长时间才好。弟弟换奶的时候却没有受影响，身体一直很好。自此之后，感觉老大在吃饭上一直有问题，不爱吃饭，身体也越来越瘦，长得也没弟弟高。"

从这位妈妈的回答来看，她对孩子的身体变化还是非常注意的，这也为我诊病提供了重要依据。

在中医看来，身体消瘦有先天、后天两种原因。先天消瘦是说父母遗传或其他外因导致孩子生下来就体质虚弱，精气不足；后天消瘦则多是因为脾胃功能失调、虚弱，无法为身体提供充足的营养。实际上，两个孩子刚一进门我就已经看出长得又瘦又矮的孩子脸色有问题，而且"三围"发青，这都是脾胃虚弱的信号。

我又拉过两个孩子的小手摸了摸，刚一接触两只手就发觉不对劲，身体瘦小的孩子，手摸上去冰凉，而身体发育正常的孩子，手很暖。中医讲"脾主四肢"，手冰凉正预示着脾胃功能虚弱。无论脸色还是手的温度都指向了同一个问题，这个男孩脾胃非常虚弱，由此也找出了导致他身体消瘦的主要原因。

按照常理，双胞胎各方面都很接近，至少底子应该不相上下，但没想到这对双胞胎却在后天成长中分出了高下，脾胃好的，身体更健康；脾胃差的，则一副弱不禁风的模样。仅仅是脾胃虚弱，这对双胞胎为什么会在个头儿、胖瘦等身体各方面显示出巨大的差异呢？其实，这正好揭示了一个重要的中医理念："脾胃为后天之本。"

传统中医、现代医学都有脾、胃两个器官，但它们对脾、胃的认识却不尽相同。从胃来看，传统中医、现代医学认识基本一致，都把胃看作容纳和初步消化食物的部位。但说到脾，它们的认识就不一样了。在现代医学里，脾属于淋巴系统，是身体中最大的淋巴器官，影响着人体的免疫活动；但传统中医认为，脾具有消化、运输营养的功能。中医又会把脾、胃放在一起称为"脾胃"，如此一来功能就更广了，这时脾胃代表的是人体对食物的消化吸收和营养代谢的功能，并用"后天之本"来突出它们的重要性。意思是说，一个新生命出生之后，脾胃功能强健，吃入的食物才能顺利转化为营养，并被身体消化吸收，输送至全身，保障身体的正常发育，为身体提供充足的能量。所以，脾胃强弱直接影响了生命的盛衰，是后天的根本。

理解了这一点也就弄清楚了这对双胞胎中，脾胃虚弱的孩子为何会一直无法长高、长胖。于是，我便把重点放在了调理脾胃上，一方面通过内服中药养护脾胃，帮助消化吸收；另一方面让他的妈妈密切注意饮食调养，保障充足的营养供给，也养成良好的饮食习惯，少吃生冷的食物，不暴饮暴食，以免伤了脾胃。得了脾胃病，三分靠治，七分靠养，所以这不是一朝一夕的事情，必须长时间去调养。最后，经过半年时间，孩子的身体总算慢慢养了起来。

中医大夫能够轻易判断脾胃是否虚弱，可对于不懂医理的人来说，有没有简单的自我诊断方法呢？细心的人可能已经注意到，在判断孩子的脾胃情况时，我只是看了看脸色，感知了一下孩子手上的温度就做出了判断。这一过程可能连一分钟都用不了，可见判断脾胃是否虚弱其实非常简单，每个人都能学会。

因为手脚冰凉的原因较为复杂，病人可能是脾肾阳虚，也就是脾肾火力不够，无法给四肢末梢带来足够的温暖；也可能是气血两虚，血液循环不佳；或者感受了外界的寒邪。所以单从手脚冰凉一点无法辨证为脾胃虚弱，它只作为一种辅助的判断方法。而另一种方法，也就是看脸色，才是更加直观的方法。

如何通过看脸色判断脾胃是不是虚弱呢？重点看两方面，即脸上的"三围"颜色及脸色。

身体有胸围、腰围、臀围，而脸上也存在"三围"，即眼围、鼻围、口围，通过脸上的"三围"就能检查脾胃是否虚弱。

鼻围，指的是鼻子两翼这一部位，就是鼻子的两侧。口围，指的是嘴周围这一圈。眼围，是指人的眼睛周围这一圈。如果"三围"发青发紫，就说明脾胃有点弱了。

不过看脸上的"三围"只适用于学龄前儿童，成人就不准了。譬如说眼围，成人思考的事情太多，往往有失眠问题，睡眠不好就会有黑眼圈，判断起来就不准确；成人的口围颜色也会发紫，但这可能是脏腑的其他问题导致的，如酒精肝、心脏病患者一定是嘴唇发紫的。所以，判断脾胃是否虚弱，小孩子的"三围"更加准确，这主要是因为脾胃乃气血生化之源，学龄前儿童的"三围"位置皮肤柔嫩，一旦气血失衡很快就会受到影响，呈现出颜色上的变化。

那么，成人如何判断脾胃是否虚弱呢？也能通过颜色来判断，不过它不再是"三围"的颜色，而是整个脸的颜色。这对双胞胎除了身高、体重的差别外，还有一点很不一样，就是脸色，一个面色红润，一个面色萎黄。两个孩子站在一起时，这一对比非常明显，第一眼就能看到不同，而面色萎黄正是脾胃虚弱的一大标志，不仅孩子表现明显，成人脾胃虚弱也会有此反应。所以，看脸色这一点成人、孩子都适用，成人如果表现出面色萎黄，也提示脾胃有问题。

什么是"萎黄"？萎黄并不是单纯的皮肤发黄，就像我们东方人都是黄皮肤，在这黄皮肤基础上会偏白、偏黑或偏黄，这都是正常的面色，而带有病态的面黄除了脸色发黄外还没有光泽，也就是说脸上看不到反光。所以，面色萎黄是指皮肤泛黄、没有光泽，就像秋季枯萎变黄的野草，这多是脾胃虚弱、气血两亏导致的。如果不只面色发黄，连眼白都变成了黄色，这说明肝胆出了问题，观察那些急性黄疸型肝炎、胆结石、急性胆囊炎、肝硬化、肝癌等病人，他们的眼白多会发出这样的"黄色警报"。

总而言之，孩子如果面色萎黄、"三围"发青、手脚冰凉，多提示脾胃虚弱；成人则可以通过面色萎黄、手脚冰凉来判断是否有脾胃虚弱的问题。

既然认识了脾胃为后天之本，就应该加倍去呵护脾胃，可现实是，我们做了太多对不起"脾胃"的事。

脾胃有三怕，一怕生，二怕冷，三怕撑，但人们从不在乎，在吃上可以说是肆无忌惮。夏天一杯冰啤酒下肚，内脏的温度也会跟着下降，而为了将体温恢复正常，身体开始消耗热量，这就相当于预支你的精力，所以时间一长，消化不良、身体容易疲乏等脾胃虚弱问题就找上了你。此外，现在人应酬多，往往三天一小宴，五天一大宴，不顾健康地大吃大喝。而饮食不加节制，后果就是让脾胃超负荷运转，在这种情况下脾胃怎么可能不受损伤？因此，不注意饮食，想吃就吃，想喝就喝，对脾胃的伤害不可小视。

不只是饮食习惯的问题，其实我们用的很多西药、中药也会刺激肠胃。譬如孩子得了上呼吸道感染，气管发炎，不断咳嗽，这时西医是不是给你开大量的消炎药，输了5天液，不见好再换5天其他的药，可用的还是消炎抗病毒方面的药。这10天下来小孩是又拉又吐，肚子拧着疼，不爱吃饭，这是不是伤胃了？

中药里有一类苦寒药，就是味道苦、药性偏寒的中药，如板蓝根、黄连等，由于药性寒凉，服用不当就会损伤脾胃，引起拉肚子等反应。从药性来讲，消炎药就是大寒之药，这也从中医角度解释了消炎药为何伤脾胃。所以，在治病时我历来重视人的脾胃，无论治什么病，总会考虑到对脾胃的呵护。给小儿用药我则主张"少用苦寒"，大人运用苦寒之药也是量力而行，避免损伤脾胃。

　　正因为脾胃的重要性，无论在日常还是就医时，都要时刻重视对脾胃的保护，做一个聪明的病人、明白的家长，密切注意饮食，也避免病急乱投医，伤了脾胃这一根本。

脸上有光不只是"面子工程"

两三年前的某天我照常去出诊，当时是上午，病人不少，我周围已经围了一圈病人。可看着看着，突然感觉眼前出现一道黑影，抬眼仔细一看，人群里竟然站着一个黑种人。

黑人也来看中医？围在四周的病人和家属都感到稀奇，有的人明目张胆地去打量，有的人没有那么直接，可抓住机会就会猛看一眼，直到人家发觉才突然像犯错似的收回目光。在医院里，原本大夫都是瞩目的焦点，人们投过来殷殷期盼的眼神，把治好病的希望都寄托在了大夫身上。可现在，这个突然出现的黑人却抢走了我的"风头"。不过，当前摆在我面前的另一个"焦点"问题是，我该如何去给一个黑人看病。

我隐隐听到周围有人已经在小声嘀咕了，他们的疑问无非就是：中医能不能给黑人看病？能看好吗？

黄种人和白种人、黑种人的确有很大的不同，不只是肤色、体质不一样，饮食习惯、生活环境更是大相径庭，在不了解的情况下中医有用武之地吗？就拿面色来说，前面提到脾胃虚弱的人通常会面色萎黄，给白种人看病当然能看出到底是不是泛黄，可黑人的脸像炭一样，怎么可能分辨得出颜色？

可实际上，这根本不是应该考虑的问题。如果我也纠结于怎么给这个黑人分辨脸上的颜色，可能连我自己都会瞧不起自己，所以，根本没必要做这种吃力不讨好的傻事。不过，这个黑人给我带来的"麻烦"却揭开了脸上的另一变化，这也是中医望面色里非常重要的一点。结果，这一点也帮了我的大忙。

终于轮到这个黑人了，他非常有礼貌，一边坐到椅子上，一边跟我打招呼，中文说得非常流利："裴大夫，您好。"

"您好，您好。身体怎么不舒服了？"见他坐定，我开始询问病情。

"我有慢性鼻窦炎，大概有5年时间了。我还特别容易感冒，每次感冒后，哎呀，特别难受！我只能靠我的嘴来呼吸了。而且，头还晕晕的，严重的时候头疼得厉害，哇哦，感觉头都要炸了。裴大夫，您能想象吗？又晕又疼的那种感觉。后来我听我的中国同学们说中医还不错，我一听中医！嗯，有点意思，中国的中医，或许真的能把我治好，所以就找您来看了。"

这个黑人讲这段话时可谓声情并茂，连比带画，差点就手脚并用了，整个诊所的人都被他的夸张和滑稽逗乐了。

不过，听他讲话的时候，我顺便仔细观察了一下他的脸色，发现他的整张脸暗淡无光，脸上的皮肤也干燥粗糙，这说明什么呢？他已经病得时间不短了或者已经病得不轻了，身体出现了正气不足的情况。

当听到他得的病是慢性鼻窦炎后，与这一面色也就契合了。因为鼻窦炎的本质就是正气不足，无力祛除邪气。

什么是正气，什么是邪气呢？正气和邪气是相对的，正气代表人的整体机能，人体依靠这种机能来维护健康，这就相当于西医所说的抵抗能力和自愈能力等。有的人身体非常健康，很少生病，就是因为正气足，内部脏腑功能正常，气血充盈，这时病邪想要入侵都难。即使邪气乘虚而入侵袭了人体，正气也会很快站出来反抗，把邪气驱逐出去，所以生病后病情也很轻，很快就好了。

而邪气则是让人生病的各种因素的总称。邪气既存在于外界环境之中，如风、寒、暑、湿、燥、火六种病邪，所以，天气忽冷忽热、气候干燥等都可能让人生病；邪气也来自于体内，例如情绪过度、饮食没有节制、过度疲劳等。

为了进一步明确病因我又让他伸出舌头看了看，发现舌苔偏白且湿润，这说明体内有寒，于是我问他："平常是不是有些怕冷？"

"没错，大夫！我不喜欢冷，很不喜欢！即使夏天也不愿意吹风扇，他们都开玩笑说，我来自更热的非洲，不怕热。"一说到冷，他赶紧抱紧了自己，脸上也是一副嫌弃的表情。

当问清楚这一症状之后，情况其实已经掌握得差不多了。

鼻窦炎这种病很常见，可并不好治。西医认为，鼻窦炎在受凉、受湿后症状会变得更明显。这点和中医对鼻窦炎的认识有相同之处，因为中医认为鼻窦炎大多是因为脏腑功能出现问题，在此基础上感受了外界风寒之邪，邪气侵袭鼻导致的。也就是说身体正气不足，外界的邪气轻而易举就攻破了身体，而正气还有一定的能力，于是奋起抵抗。双方的势力不相上下，邪气进来了但又深入不了，于是正邪在肺部僵持住了，肺开窍于鼻，就会表现出鼻窦炎的症状。

鼻窦炎发作时外邪停留于肺，受影响的首先是肺。这个黑人表面看来非常强壮，肌肉结实，却非常容易感冒，皮肤也干燥、粗糙，这就是肺气不足、功能变弱的表现。根据中医理论，五脏之间的病变会相互传变，肺脏有了问题，五脏六腑的功能也会失调，这是正气不足的主要原因。鼻窦炎为什么迁延难愈，总是反复发作，就是因为正气虚，邪气长时间停留在体内，导致病情缠绵。如果情况得不到缓解，正气越来越虚，邪气越来越盛，就有可能变为难治的顽固之疾。所以，鼻窦炎只是外在的症状，根本问题还是正气不足。

这两个概念对中国人来说还是很容易理解的，可跟一个外国人讲，他可能很难明白，这毕竟是两种文化之间的隔阂。所以我得变着方法告诉他："你的身体为什么经常感冒，这是因为身体的抵抗能力变差了，你的鼻窦炎也是这方面的原因，我给你开些中药，专门提高身体的抵抗能力，身体变强了，鼻窦炎、感冒的问题也就解决了。"

这个黑人想了想说："只要这么简单就行？"

我向他一笑，说道："没错，因为你的病时间较长了，所以可能治疗的时间需要长点，我先给你开七服药，吃完了你再看看疗效。"

我给他开的方子，目的就是驱寒气、扶正气，在此基础上调理功能失调的五脏。不过，黑人的体质与我们到底有些差异，他身体肌肉结实，体质上要更健壮一些，我在用药时就把药量加大了。所以，中医看病也是因人制宜，要根据每个人的情况加以调整。这也是给黄种人、黑种人、白种人治病的不同之处，仅仅是在治疗上稍微注意调整一下用量、考虑一下当地的环境情况，譬如北欧地区气候寒冷，就要少用寒凉的药。但无论是给什么人看病，在辨证上基本不会存在误差。这次给这个黑人治疗鼻窦炎，我主要就是从他脸上有光无光这一点，明确了他身体正气的情况，也为后面的治疗打下了基础。

一个星期之后，他再次过来时告诉我，鼻塞、流鼻涕等症状已经缓解了很多。随后又继续守方治疗，10天后再过来一看，整个面色已经好了很多，脸上也慢慢出现了神采。可见，用药不仅对了症，病人的恢复情况也很好，正气正在慢慢往上升。

所以，望面色，不只是看颜色的不同，脸上有光无光也是非常重要的一点，可以说看脸上是不是有光就能判断身体是不是健康。病房里的重症病人，你去看他的脸，没有一个是脸上反光的，脸色看上去非常晦暗，即使白也是没有光泽的苍白色，有的病人脸色发黑，黑里还透着滞，光线一照过去，都被吸收了，根本看不见反光。

因此，不管皮肤是偏白，还是偏黄、偏黑，如果身体正气足，没有生病，抵抗能力强，灯光一打或阳光一照，脸上一定是有光的。不往外反光一定是身体差，这时就要考虑到脾胃接收营养的能力，再考虑肾的功能、肝的功能等方面的问题。

● 夺走好脸色的五种病色

给黑种人面诊，重点是看脸上有没有光，这也是迫不得已而为之。但如果能够轻易分辨颜色，还是应了解一下脸上所表现出的颜色变化。在这个看脸的时代，脸不仅决定了他人对你的第一印象，其中还藏着疾病降临时的危险"信号"，直接反映着你的身体状况，所以，很有必要了解一下脸上的这种异常变化。

事实上，人的脸色可以呈现出五种病色来。而病色中的白、黄、红、黑、青五色，都和身体的疾患相对应。

当生病时，面色是由主色、客色和病色组成的。主色，就是一个人的本来面目，是与生俱来的肤色。譬如，世界上有黄种人、白种人、黑种人，对于我们黄种人来说，黄就是我们的主色；在此基础上会由于先天或后天的原因导致偏黑、偏白、偏黄，这些就是客色；当身体生病时，脸色会泛黄、泛黑、泛青、泛白、泛红，这就是病色。

主色和客色都是正常的肤色。对于我们中国人来说，身体健康的人，肤色应是红黄隐隐、明润含蓄。"明"是说皮肤要有光泽，"润"是说皮肤摸上去要足够润泽，"含蓄"是说要能透过肌肤看得到血色，这样的黄色才健康。而病色的黄，脸上看起来没有光泽，类似于植物失去养分或将近枯萎的模样。

身体健康状况不佳时，脸上就会露出病色。病色主要包括白、黄、红、黑、青这五色，颜色的差异，也预示着不同的身体疾患。

白：病色的白可见苍白、煞白、惨白

无论是脸色苍白、煞白、惨白，都看不到任何光泽，看不到血色，这就是脸上不健康的白色。中医认为，病态的白色和气虚、血虚有着密切的联系。血不足，面部无法得到营养，脸色看起来是苍白的；中医认为气能生血，人体里的"气"推动着血的运行，也能促进血的生成。如果气虚了，血的生成也就少了一大靠山，面部也会因得不到足够的营养表现出苍白色。

身体里有寒，也会表现出一种苍白之色，这时就要注意保暖了。

黄：病色的黄可见蜡黄、焦黄

脸色蜡黄、焦黄，说明是脾虚或者身体内生了湿气。在中医看来，脾胃是后天之本，营养物质大都来源于此，一旦脾胃虚弱，营养的正常运化就会出现问题，面部因为得不到营养物质的滋润，就会表现出病态的黄色。

中医里的脾，不仅负责消化营养物质，还具有代谢水湿的作用。如果湿邪无法正常代谢出去，营养物质全部积聚到一处，成了废物，就会生出湿，脸色也会随之表现出不正常的黄色。

红：病色的红可见通红、潮红

脸上健康的红色，是自内向外自然散发出来的，而不健康的潮红有一个明显的特点，脸上的红很有规律，就像潮水一样，只在某一段时间发红，比如有的人会在下午脸色发红。

潮红和阴虚、上火有关联，是热证。通常，脸色潮红的人容易心情烦躁，两个手心、足心发热，这是典型的五心烦热的表现。如果上火为实火，就会出现满面通红的症状。

黑：病色的黑可见枯萎、憔悴

脸色发黑，会给人一种"形容枯萎"之感，年龄看上去大了好几岁。而从疾病的角度说，脸色发黑与肾有着密切的联系，肾虚的病人通常会表

现出脸色发黑这一特点。

青：病色的青可见铁青

中医认为，"色青入肝"，而一张铁青色的脸也是肝出问题时表现出来的病色。中医认为，肝主管着我们的情绪，面色偏青的人在性格上有着明显的特征，如多疑，容易钻牛角尖，情绪不受控制，莫名其妙就发脾气等，这时要谨防肝病。

脸色发青的另一原因是气血瘀滞。例如血瘀、组织缺氧脸色就会青紫，情况严重的还会发生剧痛或猝死。

脸色泛青也可能是受寒导致的。我们时常会说，"脸冻得发青了"，因为"寒则气滞""寒则血凝"，在寒冷的天气，气血的正常运行在低温下都受到影响，气血运行变缓、受阻，从而表现出青色。

五种病色建议对照表

病色	特点	病因
白	可见苍白、煞白、惨白；没有光泽；看不到血色	气虚
		血虚
		体内有寒
黄	可见蜡黄、焦黄	脾胃虚弱
		体内有湿气
红	满面通红	阴虚上火
	潮红	实火
黑	脸色发黑，会给人一种"形容枯萎"之感	肾虚
青	可见铁青	肝病
		气血瘀滞
		受寒

舌头上的健康密码

那大概是在1953年，山西的一家医院发过来一个会诊邀请。病人为女孩，3岁，主要症状是高烧不退、抽风，在此之前已经有四五个医生做出了会诊诊断，可有的说是麻疹，有的说是水痘，还有的说是肺炎、心肌炎、肾炎，众说纷纭。断断续续治疗了半个月，病人的症状却始终不见好，甚至还有加重的迹象。

因为病人病情严重，随时都可能突发危险，接到会诊通知后我便马不停蹄地动身出发了。可当我坐了半天火车赶到医院后，医院院长见到我却摇摇头，叹了口气说："病人现在昏迷不醒，被隔离起来，估计已经不行了，不必再看了。"

高烧不退是很多疾病的伴发症状，可如果找不到原因并及时退热，情况危重的几小时就可能死亡。所以，这一路上我的心里一直都绷着一根弦，没想到，千赶万赶还是迟了一步，我连病人的面都没见着。那时新中国刚刚成立不久，医疗条件远不及现在，这种情况的病人也就相当于被判了死刑，医生也往往回天乏术，我一方面感到惋惜，一方面又无可奈何。

可是既然已经赶了过来，不能说还没和病人见一面就打道回府。病人毕竟还有呼吸，还不到最终说放弃的时候，我仍然想努力试一下。我把这一想法告诉院长，或许是抱着一种死马当做活马医的心情，院长并没有说什么，通知家属后就直接把我带去了隔离病房。

因为通知会诊的时间及路途上的耽搁，当我看到病人时，她已经昏迷三四天时间了，而且是深度昏迷，抽风、高烧不退的症状仍未缓解。虽然手上有病人的病历以及之前医生的诊断，但他们对病人高烧不退的原因始终没达成共识，一个人一个说法。可当我看到病人的舌头之后，病人的情况突然就变得一目了然、非常直观了。

病人舌质发红，舌苔发黑，虽然症状很多，但主要问题还是里热未清。中医认为，自然环境中有风、寒、暑、湿、燥、热六种外感病邪，如果感染热邪，身体就会表现出一派热象。舌质红，说明体内有热；如果已经见到热象，且舌苔发黑，说明疾病已经到了非常严重的阶段，这是热极化火，火把舌苔"烤焦"了。病人里热未清，就是说热邪已经侵蚀到内部的脏腑。

认识到这一点后，我就应用了中药"三宝"中的安宫牛黄丸进行急救。结果，病人的烧很快就退了，接着又服用了几天小汤药，这个危重病人竟然痊愈了，由此可见用药对了症。

中药里有"三宝"——局方至宝丹、安宫牛黄丸、紫雪丹，这中药"三宝"都是古方，药性偏凉，清热效果非常好，更关键的是能救急。病人里热已经严重到了昏迷的阶段，病情危急，缺氧几分钟就可能出现脑细胞死亡，如果能及时服用中药"三宝"往往就能起到抑制脑细胞死亡的作用。通常，安宫牛黄丸适用于高烧不退、神志昏迷不清的病人。紫雪丹适用于抽风、烦躁，甚至说胡话的病人。局方至宝丹则适用于昏迷并伴有发热的病人。病人正好符合安宫牛黄丸的这些指标，当时我便果断应用到病人身上，最后也在紧急时刻帮了大忙。

这次惊险的抢救，关键是及时通过中医的舌诊认识到病人里热未清。

实际上，舌诊也是中医望诊的重要内容，看舌头就能判断有病没病，病在什么地方。因为身体一旦有病，舌头也会跟着"病"。

我们在生病时也能看到舌头跟平常不一样了，不是变白，就是变黄，有时候还变成了"大舌头"……可以说，身体里那些事儿，舌头每天都在上演着实况直播。在中医看来，舌头就是身体健康的一扇窗，外形、胖瘦、颜色，最终被总结为中医所说的舌象，身体的变化在这方寸之间得到了最直观的体现。

舌诊看病为何会如此直观？因为舌头很特殊，它是由肌肉和外面包裹的一层半透明的黏膜组成的，如果肌肉内气血充盈，透过这层半透明黏膜就能直接观测到。因此在血液丰富时，舌头就呈现出健康的淡红色，血液不充足时颜色就会减退。

在中医舌诊中，这就是对舌质的观察。我们的舌头是椭圆形的，舌边露出来的就是舌质，可以通过舌质来判断身体的情况。血充足时，舌质是健康的淡红色；血不足时，舌质颜色就会转为淡白；等等。除了看舌质，还要看舌苔。舌头中间铺有一层薄白的舌苔，这是身体功能正常时的颜色，如果身体功能降低，舌苔就会变厚或变黏腻，甚至会消失。

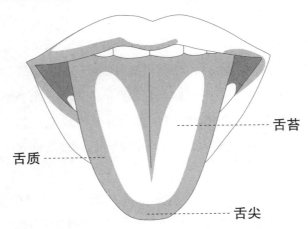

舌苔

舌质

舌尖

正常的舌颜色淡红，不胖不瘦，舌苔薄、白而润

所以，观察舌头是如此直观，能够帮助我们清晰地得知身体的信息，掌握健康的密码。我们的固有观念是，生病了就找医生，但健康却更多地掌握在自己手中。学好了舌诊，中医大夫的医术会有很大提高；普通老百姓学一些舌诊知识，就能随时掌握自己身体的状态，做好筛查，问题出现时才能尽快做出调整。

那么，舌头都能告诉我们哪些身体信息呢？

● 舌质过红、过白都不是喜事

身体出现问题，舌质的颜色会朝两个方向发展，一是向白发展，从颜色较浅的淡白舌再到枯白舌。枯白舌说明身体的情况已经非常糟糕，一般不多见。另一个是向红发展，从红舌到红色越来越重的绛色，接下来就是红紫色、青紫色。

中医认为，舌质颜色偏白提示身体内有寒或气血不足，白色越深，说明寒越重，气血越虚。

中医所说的寒分为外寒和内寒。什么是外寒？譬如冬季，外边非常寒冷，衣服穿得少就容易着凉、受寒，舌质就会变白，这是外界的寒侵袭人体，属于外寒。内寒则是说自己身体内部的寒过重，譬如在夏天，外面非常热，别人都怎么凉快怎么穿，你在大热天里依然穿着薄外套、衬衣，风一吹还感觉到凉，这说明肾阳不足，导致身体内部生了寒。所以，外界的寒气过重或身体内部的阳气不足，都可能生寒，导致舌质偏白。

此外，舌质白还可能是气血不足，说明身体需要补血了，这在经期女性中很常见。

我曾经接诊过一个女病人，才三十多岁就闭经了，有时接连好几个月都不来月经。最初她用的是西药黄体酮，用的时候的确有反应；可一不用，马上就没动静了。怕对身体伤害大，她也不敢接着用了，后来就找到我想要调理一下身体。

中医治疗闭经，大多是用些活血化瘀等通经的药，但看到她的舌头之后我马上反应过来，她的闭经还真不能简单地去通经。

她就是典型的淡白舌，舌苔很薄，说明身体气血两虚。身体气血两虚就像一条快要干枯的河，这时去挖河道疏通有什么用。所以，通经不会有效果，这时最重要的是养，气血养足了，河里有足够的水，才能疏通河道，解决闭经的问题。

中医认为，脾胃是气血生化之源，因此我首先得给她调养好脾胃。调养一段时间，见气血养得差不多了，我才开始用通经的药，她的月经就来了。慢慢地，月经也变正常了。

舌质颜色向红的方向发展，说明体内有热。由热导致的舌质偏红，同样分外热与内热。外热是什么呢？一般，天气很热或突然到了很热的环境中，远远超出身体所承受的正常范围，就会形成温热之邪，让舌质变红。温热之邪会引起温热病，这种病往往带有传染性，表现出的症状偏重于热象，像大便干燥、咽喉肿痛、发热等。所以，温热病人的舌头，舌质都会偏红。

何为内热？就是热来自于身体内部，这也会让舌象变红。中医认为阴虚会生热。阳为火，水为阴，在人体内部，津液、血液即为阴，主要用来滋润我们的身体。我们都知道，对于汽车的发动机来说，有润滑油时运转过程中生的热就比较少，可一旦没了润滑油，让机器干转就会生热多。人体内部的热也是这样产生的，当阴虚，也就是津液、血液不充足时，就容易产生虚热，而内热越大，舌质的颜色就越红。

因此，舌质颜色从白到红的过渡，实际也是身体由寒变热的表现，无论是内因还是外因，都会从舌象上表现出来。看舌质的颜色，就能判断身体处于怎样的状态之中。假如外热较盛，我们就给清清热；内阴不足，我们就通过中药滋养身体，让虚热下降，舌质恢复到正常的颜色。

● 舌苔的厚度与颜色

舌苔就是舌背上那一层薄白而润的苔状物，正常情况下，吃东西、喝水以及嘴里的唾液等都会经常不断地对舌表面进行"清洗"，所以，健康的舌头，舌苔是薄白苔，薄而均匀地平铺在舌面上。而得病后，吃的东西少了或者只能够吃些容易消化的流食，因为没有咀嚼的过程，舌头运动量减少，或者唾液分泌得不多，这些情况都会导致舌苔出现变化。

看舌苔先看厚薄，通过区分舌苔是"无苔""薄苔"还是"厚苔"，可以揭示身体是否有充足的正气。简单来说，正气就是指人抵抗疾病、自我修复等能力的总称。

舌苔过薄，甚至到了"无苔"的地步，就要判断舌质的颜色了。舌质颜色偏浅、淡白，则提示胃气虚弱，这大多是因饮食不加节制、长期喝酒令脾胃受伤导致的；舌质颜色偏红，且无苔或者苔薄，提示身体阴虚，中医判断阴虚有一个口诀——"舌红苔薄，脉细数"，其中脉细数是说脉搏跳动得很快，舌苔和脉搏一结合，往往就能准确判断阴虚了。因此，舌头上的舌苔不存在了，身体的正气也就有问题了，抵抗能力会变得非常低。

"厚苔"，是在提示身体外邪过多。比如，一旦湿气过重，舌苔也会由薄苔发展为厚腻苔，变得又厚又黏腻。而湿分寒湿和湿热两种，舌苔为白厚腻时，说明寒湿过重，之后，随着寒湿的加重，舌苔的颜色会从白色向灰色、黑色发展。因为湿为黏腻之邪，所以无论颜色如何变化，舌苔始终是黏腻的。如果舌苔为黄厚腻，则说明身体内湿热过重。

此外，舌苔厚腻，也可能是体内营养物质过剩引起的。如果小孩舌苔厚，就要考虑是不是吃得过多，积食了；如果成人舌苔厚，就要考虑是不是因为平常应酬多，营养过剩了。

从舌苔的颜色来看，淡白色是最基础的颜色，也是舌苔正常的颜色。病态苔色会呈现出白苔、黄苔、灰黑苔等变化。

因为舌苔本身就是偏白的，病态的白苔主要是厚度和干湿上的异常。如果舌苔薄白但过于润滑，说明体内有寒；如果舌苔白厚且干燥，多是胃肠方面的疾病，如胃炎、肠炎及口臭等。

舌苔由薄白向黄发展，说明了什么呢？这代表着身体内的热在不断增加。比如积食生了热，舌苔会由淡白色变为黄色。现代社会，人们的饮食结构发生了变化，可以说越来越丰富，每天大鱼大肉，摄入了过多热性食物，拥有这样饮食习惯的人群，你去看他们的舌苔大都是发黄的。

随着热的程度不断加重，最后可能发展到黑苔的程度，舌苔颜色会呈现出焦黑色且表面干燥。以前非常贫穷的人家，发热也没钱看医生，只能硬挺着，最后可能直接烧到舌苔变黑。现在已经很少见这种干燥的黑苔了，因为人们生活水平已经普遍提高，医疗条件也越来越发达，感到难受了就直接去看医生，所以不至于发展到如此严重的程度。但是湿润的黑苔相对来说就多了，如果舌苔颜色发黑且湿润，多说明体内湿气严重。

不过要注意，舌苔很容易受到食物、外在因素的影响，例如孩子吃了含有人工色素的糖果，舌头会染色；刚刚吃了橘子、长时间吸烟，舌苔也会被染黄；吃了桑葚，舌头又会被染成黑色。所以，看舌苔时也要做到心中有数。

● **舌头变胖、变瘦的秘密**

前面分析了舌质、舌苔，而舌头的大小、薄厚，也就是"体形"，也能反映出身体的内部变化。很多人为身材的胖瘦苦恼，可舌头过胖或过瘦其实更"要命"。所以，在关注身材的胖瘦时，不要忽视了舌头在"体形"上的改变。

正常的舌头应该是舌头较尖，厚度适中，这说明身体状态非常好。如果舌头偏胖，也就是中医里说的"胖大舌""满口舌"，总感觉嘴里满当当的，说明身体有虚象，提示气虚，或有水湿。

舌头变胖，嘴里有限的空间被挤压，舌头两侧因为受到牙齿压迫，就会在舌头边缘留下凹凸不平的牙印，这就是"齿痕"。所以，齿痕舌与胖舌头通常都是成双出现，提示体虚。

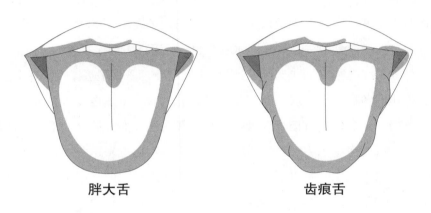

胖大舌　　　　　　　　　　齿痕舌

而舌体变胖其实是被"水"泡大的，是身体内"水"太多导致的，不过，这里所说的水可不是我们平常喝的水，它指的是身体里的"水湿"。为什么会有如此多的水湿呢？因为身体气虚。中医认为，气是维持人体生命的一种基本物质，是人体动力的来源，一旦动力不足，气化功能变弱，水湿就无法正常地代谢气化出去，好像在身体内形成了一摊死水，排不出去。因此，气虚的人通常舌体胖大，舌淡红，舌边有齿痕。

如果舌头薄得像纸一样，则说明父母所给的先天肾气不足，或者后天脾胃不足。这样的小孩通常都长不高，即使长大也瘦得跟竹竿似的。我们给过于消瘦的孩子看病时，通常都会注意舌头的胖瘦，一看就能知道其中的缘由。

总而言之，舌诊其实并不深奥，我们虽然做不到中医大夫的专业，学会一些简单的判断方法也是非常有必要的。当身体生病了，舌质、舌苔的形态、颜色变化会告诉你病情到底严不严重；在疾病的治疗过程中，你也可以根据舌头的变化判断病情是好转了还是更加严重了。如此一来，对待疾病也就更加从容，处变不惊。

舌象简易对照表

舌象	分类	表现	提示症状
舌质	偏白	从淡白舌再到枯白舌	提示身体内有寒或气血不足，白色越深，说明寒越重，气血越虚
	偏红	从红色到绛红色、红紫色、青紫色	提示体内有热，内热越大，舌质的颜色就越红
舌苔厚薄	无苔	舌质淡白且无苔	提示胃气虚弱
		舌质偏红且无苔或苔薄	提示身体阴虚
	舌苔厚腻	成人舌苔厚腻	可能为营养过剩
		小儿舌苔厚腻	可能是积食
		舌苔白厚腻，且从白色向灰色、黑色发展	说明寒湿重，颜色越深，寒湿越重
		舌苔为黄厚腻	体内湿热过重
舌苔颜色	白	舌苔薄白且润滑	说明体内有寒
		舌苔白厚且干燥	多是胃肠方面的疾病，如胃炎、肠炎及口臭等
	黄	舌苔发黄	积食生热
	黑	舌苔黑且表面干燥	体内热比较重
		舌苔黑且表面湿润	体内湿气严重
舌头的胖瘦	胖大舌或满口舌	说明身体有虚象，提示气虚，或有水湿	
	齿痕舌与胖舌头同时出现	提示体虚	
	舌头薄	先天肾气不足，或者后天脾胃不足	

"皮毛"问题无小事

几年之前，一个正在做放疗的中晚期肺癌女病人过来找我调养身体。

放疗是现代医学治疗癌症的一种方法，但这种方法却会产生很大的副作用，这个病人已经出现了一些不适症状，例如开始脱发、脸色苍白、没有精神、食欲不振、呼吸急促等。

介绍完这些情况之后，还没等我给她分析应该如何去治，她却首先向我抛出了一个疑问："裴大夫，得肺癌对我的打击太大了，你看我刚刚三十岁出头，原本前途应该一片美好，可自从被诊断出肺癌之后，我的事业、爱情全都没了，我想即使不放疗，我也会愁得大把大把掉头发的。其实最让我无法理解的是，一开始我只是感到后背皮肤有些发痒，痒得实在忍受不住了才去医院查，谁知道查来查去最后竟然查出了肺癌，而且已经到了中晚期。当时，听到这个结果我就蒙了，还以为是医生诊断错了，直到医生跟我反复确认我才接受这个事实。可我到现在都没想清楚，皮肤瘙痒不应该是皮肤病吗，为什么最后竟然查出了肺癌呢？"

后来她告诉我，生病之前她在一个很有实力的公司当白领，在外人看来这可以说是一份非常光鲜的工作，薪水丰厚，事业也是蒸蒸日上。现在虽然被肺癌折磨得病恹恹的，但能够看出她长得非常漂亮，之前还刚刚交了一个男朋友。谁知半路杀出个程咬金，这个突然出现的肺癌把她的生活、工作弄得一团糟，工作没法完成，男友也跟着告吹，发生这种事搁谁身上都得郁闷。

不过，这肺癌来得的确有些突然，让人措手不及，而且这个女病人除了皮肤瘙痒之外并没有其他明显症状，那么，皮肤瘙痒是怎么和肺癌扯上关系的呢？其实，这正印证了中医"肺主皮毛"的理念。皮毛，就是身体表面的皮肤、毛发，它具有排汗、呼吸、抗御病邪的作用。

现代医学调查显示，90%的肺癌都与吸烟有关，可女人大都不吸烟，如果检查出肺癌可能就是肺腺癌了。就像这个女病人，她没有吸烟史，得的正是肺腺癌。肺腺癌长在肺的周边，和气管、血管等离得比较远，所以，肺腺癌的首发症状常常和咳嗽、胸痛、胸闷等肺部异常症状挨不上边，反而是皮肤瘙痒、关节痛、嗓子哑等容易让人忽视的症状。这个病人去检查皮肤瘙痒时，一开始就去了皮肤科，没查出问题，后来又去了免疫科，也没发现异常，最后转到呼吸科，拍了一张全身X光片发现肺部有阴影，才确诊了肺腺癌。

所以，不只病人不知道肺和皮肤的关系，有时连医生也会忽略这一点。可了解了肺和皮肤这层关系之后，你会发现很多疾病原本是可以避免的，就拿我比较熟悉的儿科领域来说，每到秋去冬来或者冬去春来的换季时节，孩子得肺炎、支气管炎的就特别多，为什么呢？就是因为很多家长并不清楚肺与皮毛之间的关系。

有经验的老人带小孩都知道一句俗语："要想小儿安，常带三分饥与寒。"可有的年轻妈妈并不知道这一点，天气转凉或忽冷忽热时，生怕孩子着凉，把孩子包裹得严严实实。实际上，小孩冻病的不常见，捂病的才多。所以这"三分饥与寒"的确是经验之谈，不容忽视。

因为在中医看来，"小儿乃纯阳之体，最宜清凉"。"纯阳之体"，是说3岁以内的孩子就像八九点钟的太阳，生长发育较为旺盛，体内的阳气占据优势，血液循环比大人还要好，并不怕冷。所以，小孩实际上最易生热病，穿衣太多不利于皮肤散热，无疑是雪上加霜，稍不注意就会生化肺火，增加了患支气管炎、肺炎的可能。

因为皮肤具有呼吸和散热的功能，衣服穿得多或者室内温度太高就会阻碍皮肤呼吸和散热，热留在体内排不出去就会生为肺火。如果孩子在肺火的基础上感冒了会比没有肺火的感冒更复杂、更严重，这也是因为皮肤上的毛孔一直处于闭锁状态，体内的火始终排不出去，就会郁积在体内捣乱，感冒也就不容易治愈，甚至更严重了。再加上孩子天性好动，很容易出汗，受风后又容易着凉感冒，表面看来衣服穿得多是爱孩子，可是却让孩子陷入了非常"危险"的境地。我在北京儿童医院时常常会看到很多"易感儿"，即反复发作呼吸道感染，这种情况与孩子穿得多不无关系。所以，孩子穿衣很有讲究，判断孩子穿多少合适可以摸摸孩子的手脚，只要感觉不凉即可，切忌穿多。

解释完肺和皮毛之间的关系后，为了让她更直观地看到肺对皮肤的这种影响，我又让她伸出胳膊观察自己的皮肤状况："除了皮肤瘙痒外，你可以摸摸胳膊上的皮肤，是不是感觉很干燥，皮肤发紧？"

这个病人赶紧抬起胳膊，用手慢慢地在皮肤上游移，随后突然一惊说道："裴大夫，皮肤的确有些干燥，您不问我还没注意这点，以前只注意皮肤瘙痒了，根本没关心皮肤是不是很干燥。"

我继续跟她解释："因为肺主皮毛，所以肺和皮毛在病理上也是相互影响的，也就是说皮毛受外邪侵袭，肺会先得病，就像我跟你解释的小孩穿衣多和肺火之间的关系；同样，肺脏出了毛病，肺无法给皮毛提供营养，皮毛也就枯槁、没有光泽，皮毛是人体抵御外邪的第一道屏障，皮毛有问题又很容易受到外邪侵袭，进而影响肺。你看，皮毛和肺之间存在一种恶性的循环。你知道肺腺癌到了晚期还可能出现什么情况吗？也和皮肤有关，就是肺腺癌皮肤转移。"

"转移到皮肤上了？"她感到有些不可思议。

"没错，肺腺癌到了晚期有30％的可能会发生皮肤转移癌，这在现代医学上原因还不明确，可是了解了中医里肺和皮毛的这层关系，不是就很清楚了吗？你现在正在放疗，除了给你开中药调理身体，增强抵抗力之外，润肺也是关键的。因为肺润了，皮肤干燥的问题就能解决了，肺的功能就会慢慢恢复。"

解释了一大通肺和皮毛之间的关系，这个女病人终于解开了心中的疑团，也后悔没有早了解中医，认识到肺和皮毛之间的关系，尽早到医院去检查，以致检查出肺腺癌时已经到了中晚期。

我看到她的情绪有些负面，这对她的肺腺癌有可能雪上加霜，赶紧开导她："你现在一定要放宽心，既然已经发生了就应该向前看，现在关键的问题是把身体调理好。而且从中医角度来说，'忧悲伤肺'，总是悲伤忧愁、情绪抑郁对肺是最不好的。"

听了我的话，她一个劲点头："是，裴大夫，我一定配合。"

● 你所不知道的"肺"（肺原来如此重要）

借助这个故事，其实也让我们认识了传统中医、现代医学对肺的不同理解。现代医学认为，肺只是人体的呼吸器官；但在传统中医看来，肺是一个功能的集合体，除了主管呼吸功能之外，身体内气的生成、运行，血的运行及全身水分代谢也都归肺管。所以，皮肤、体毛、鼻子的病变大都和肺有关联。

肺调节水分代谢很容易理解，这就是皮肤的出汗。为什么有些人出汗特别多？从皮肤上找原因就是毛孔比较松、无法关紧了，这类人稍不注意就可能感冒，身体虚得连走路都费劲，胸发闷，呼吸也困难，这就是肺上的表现了。

可说到肺对气、血的影响，很多人恐怕就想不明白了，其实里面也包含了肺主皮毛的内在原因。

什么是气？在中医看来，气是生命的根本，简单来说就是人体的动力。汽车要想行驶正常，必须有动力的支持；气就是人体的动力，失去这一动力，生命也就结束了。中医大夫常把气挂在嘴边，说病人肺气不足，其实就是说明肺的动力不足了，功能不强了。

可气是如何产生的呢？它包括先天带来的精气，肾为先天之本，这种精气主要就来源于肾；还包括后天的水谷精气，而脾胃为后天之本，食物经过脾胃的转化就形成了水谷精气；再有就是肺呼吸进的空气。人能够生存，刨除累赘的附庸之物，最基本的是有一个身体，能吃能喝，能呼吸空气。这就是人最根本的气。

什么是血？血是人体内精微的营养物质，是吃进胃里的食物被消化后生成的精华，它的作用就是滋养人体。

总的来说就是，气为生命的根本，而血则为这一根本的依托。如果用家庭关系来比喻的话，气就是丈夫，血就是妻子。夫妻和睦能构建一个美好的家庭；气血平衡，也会带给你一个好身体。

我们常说一个人气色好，这气色实际就是指"气血"，而脸上的好气色正是由肺运输而来的。根据中医理论，肺具有宣发作用，宣发指的是肺的宣散与输布两大功能：肺是气体交换的场所，通过肺的呼吸，吸入自然界中的清气，再呼出体内的浊气，被宣散到体外；肺气又将气血、津液等输布到全身，滋养皮肤、肌肉、毛发。津液是什么？就是身体内一切正常水液。有了气血、津液的滋养皮肤才能白里透红、滋润有光泽；当肺功能变弱，也就是肺气虚时，皮肤就会因失去滋养的源泉，变得暗淡、干燥，毛发也开始枯燥、无光泽。

生活中还有句俗话，说"好男一身毛"，毛怎么成了挑男人的标准呢？因为毛发好不好，根源就在肺上，所以，"好男"的标准不只是肾好，肺也很重要。

来看看肺的功能对男人的影响。从青春期开始男性会在清晨4~7点出现晨勃，而这段时间刚好是肺在值班，肺气足，才有足够的动力把气血运输到身体的末端——阴茎上；而随着年纪越来越大或出现健康问题，肺气变虚了，晨勃次数可能就会减少。此外，看一个男人的能力，力气大是一个参考标准，可是力气来自何处呢？同样来源于肺，因为肺是气产生的一大基础，所以肺功能的强弱决定了男人气力的大小。从这两点来说，男人皮肤好、毛发浓密就是身体健康强壮的象征。

● 一招判断肺的强弱

因为皮毛和肺的这层关系，判断肺的功能也变得简单得多。前面我让这个得肺腺癌的女病人感受了一下胳膊上皮肤的情况，这就是判断肺的功能强弱的方法。摸一摸皮肤，如果足够光滑、油润，说明我们的肺也没什么大问题，肺的功能很正常。反过来说，如果皮肤干燥，或者出现了干皮症，便说明肺不够润，肺脏功能变弱了，需要及时进行调理。

因为肺的特性是喜清润、恶燥气，所以摸皮肤感觉干燥、皮肤有些发紧，就要及时润肺养肺。在这里，我也介绍几种简单的方法，帮我们轻轻松松提升肺的功能。

● 多补水对肺最有益

如果感到皮肤干燥，或者因为气候干燥让皮肤丢失了大量水分，就要及时补水弥补损失。一般每天要喝2000毫升以上的水才能维持体内水分的平衡，但在气候干燥时，可以每天多喝500毫升以上的水，来维持肺和呼吸道的正常湿润度。

除此之外，还可以每天给肺做两三次"蒸汽浴"，让肺舒舒服服地享受一番。方法就是，把热水倒入一个口比较大的杯子里，用鼻子对准杯口缓缓吸入热气。一般每次5~10分钟，每天做2~3次即可。

● 食疗润肺

五脏中，肺对应的是白色，而很多白色食物都有滋阴润肺的功效，如莲藕、马蹄、银耳、白萝卜等，感到皮肤干燥时可以多吃一些。如果有时间，也可以做一些冰糖银耳汤、雪梨银耳汤、百合莲子汤、山药莲子汤等，不仅美味，还能起到养阴润肺的作用。

● 深呼吸有助清肺

肺是维持人体呼吸的重要器官，而简单的深呼吸动作还有助于清肺。具体方法是，双臂伸展开来，尽量让胸部处于扩张的状态，随后借助腹部带动呼吸。这就是腹式呼吸法，这种呼吸方式能够有效增加肺容量。平常可以每天早晚各做一组，每组的次数可以根据个人情况而定，以让身体感到舒适为度。

● 常咳嗽让肺更干净

现代社会，空气污染比较严重，这也加重了肺的负担，空气中的这些污染物，可能会引发支气管、肺泡的炎症，严重的情况下还可能发生癌变。所以，雾霾天气一定要戴防雾霾的口罩，做好口鼻的防护，天气晴朗时多开开窗，帮助室内通风换气。此外，也可以通过主动咳嗽清除呼吸道及肺部的污染物，避免对肺造成损害。方法是，选择空气清新的地方主动咳嗽几声，可以每天早晚各做一次。

看指纹知病情深浅

几年前，一位妈妈抱着孩子过来看病。当时刚刚入夏，按说已经不冷，再加上病房里人多，在屋里还会微微出汗，可这位妈妈却把孩子裹了个严严实实。还没问病情，我就赶紧让孩子的妈妈把小被子松一松，让孩子透透气。

表面看来，这跟孩子的病无关，我也根本没有问孩子得了什么病，为什么要管这样的"闲事"？

因为从中医来说，小儿是"纯阳之体"。婴儿刚刚来到人世间，在这一最初阶段是没有疾病的（先天疾病除外），是一种纯粹的婴儿状态，阳气充足，火力旺，即使哭闹个一整天都不会嗓子哑，可成人连续说话一个小时就会口干舌燥。所以，小孩有一个典型特点——不怕冷，他们的身体就像一个小火炉，冬天再冷的天气，在外面玩上半天，小脸蛋往往还是红扑扑的，这就是纯阳的表现。

给孩子穿衣服，只要按照大人穿衣服的量就可以，都已经入夏了还把孩子裹得严严实实，反而容易上火，甚至捂出"捂热综合征"：孩子因为过度保暖，被捂闷的时间过长，就会出现缺氧、高热、大汗、脱水，严重时还会发生抽搐、呼吸衰竭等。所以，孩子绝对捂不得，妈妈爱孩子也要讲究方法，一不注意，爱就可能变成了"害"。

听见我这样一通解释，孩子的妈妈满脸懊悔，一边动手解开裹在孩子身上的小被子，一边说："裴大夫，孩子正在发热呢，刚刚听你这么一说，我还真可能害了孩子，这不是越捂越热，越捂越严重吗？您赶紧给看看吧！"

"孩子多大了？"在询问孩子的妈妈时，我赶紧伸出手摸了摸孩子的额头和身体，烫得像一团火，再看看孩子，虽然醒着，但因为正发着烧，病恹恹的没有精神。

"11个月了。"孩子的妈妈回答。

"什么时候开始发热的？"

"有三天了。"

我提起孩子的小手，轻轻搓了搓孩子的食指仔细看了看。

糟糕，孩子很可能要惊风了！我赶紧对这位妈妈说："幸亏来得及时，再来晚一天孩子就可能惊风了。惊风可是急症，如果耽误了病情，孩子就危险了。千万不能再多穿衣服给孩子捂着了，发热的时候更不能捂，这个时候反而要注意家里常通风，同时把衣服解开，多让孩子喝点水，密切注意孩子的表情，如果孩子表情呆滞或者牙关紧闭，这时就已经惊风了，应该马上送到医院。"

惊风，也叫"惊厥"，就是我们俗称的"抽风"。这是一种急症，任何季节都可能发生，而且6岁以下的孩子发病率特别高，甚至要比成人高出十几倍以上，年龄越小发生的概率也就越高。不及时给予治疗，惊厥频繁发作或呈现持续状态就可能危及孩子的生命，或者使孩子留下严重的后遗症，影响智力发育和健康。

通常来说，小儿发热到39摄氏度以上出现高热才容易抽搐，这在中医里直接被称为"高热惊厥"；也有的孩子38摄氏度以下甚至不发热也会抽搐，这就可能是癫痫等疾病导致的了。因此，孩子高烧不退、持续发热就要当心了，这是一个非常危险的信号。

听到我的这番话，孩子的妈妈也被吓呆了："幸亏我早来了一步，我原本还以为发热不一定有多严重呢。可是裴大夫，您怎么一下子就看出孩子快惊风了呢？我看您只是看了看孩子的手，甚至还没怎么问我病情呢。"

当时身边还围着其他看病的人，经她这么一说，其他病人也都感到非常惊奇，为什么只看了看孩子的小手就能判断孩子的身体情况呢？

有人或许会想，原来这个大夫不但能治病，还会看手相。其实，手相的那些事我还真不懂，你找我看手相，我可没办法告诉你什么时候会转运，什么时候该倒霉了。我所看的"手相"其实是孩子食指的指纹，是中医诊断病情的一种手段。给孩子看病时，先看看食指指纹，就能大致判断疾病的严重情况、预后及病因，随后再结合其他诊病方式具体诊断孩子得了什么病。

我学的中医基础是全科，但从20世纪50年代开始，我便从事儿科疾病的诊疗，对儿科病接触得比较多，积累了很多临床经验。中医里自古就流传着这样一句话："宁治十男子，莫治一妇人；宁治十妇人，莫治一小儿。"这充分说明了小儿的难治。因为婴幼儿大多不谙世事，只知道嗷嗷大哭，即使到了会说话、能表达的年龄，也往往无法用语言准确描述对病的感受。医生跟小儿无法进行直接交流，儿科也就有了"哑科"的称号。

此外，小孩是纯阳之体，阳为火，火苗燃烧起来往往上蹿下跳无定形，甚至还可能形成燎原之势，小孩这种纯阳之体也会导致病情变化迅速，往往五日一小变，十日一大变，上午刚咳嗽，下午就可能转为发热，第二天又起了一身疹子，这些都大大增加了小儿科诊病的难度。不过，虽说看儿科难，但小儿疾病也有一些简单实用的诊断方法，看"指纹"就是其中一项重要手段。

看指纹有一大好处，就是速度快。前面提到的这个孩子还不到1岁，相对来说比较安静，妈妈抱着就能看了。可2岁左右的孩子正是好动的年纪，看病时很难好好配合医生，除非孩子病得没力气了，否则想给他安安静静地号脉都很难。中医号脉一般号多少下呢？50下，也叫50动，脉搏跳一次就算一下。小孩能老老实实让你摸50下吗？孩子一旦哭闹起来又可能扰乱气血，让脉象失真，诊脉也有失准确性。所以，我给小儿诊病通常都会看一下指纹，非常快速。

每次给小孩看病，我总是先用话来分散他的注意力，问问他："小朋友洗手了吗？爷爷看一看。"妈妈在那边一配合，说一句："对，让爷爷看看小手。"我就赶紧摸一摸孩子的手，看看指纹，再快速地号一下脉，可以说一举两得。

为什么能通过食指上的"指纹"判断出孩子可能要惊风？食指上的这条"指纹"又在哪里？又应该如何应用呢？

我所说的这条指纹，实际是从虎口到食指顶端的一条比较浅的静脉。把孩子抱到自然光线充足的地方，在孩子的食指上适度用力，从指尖向根部搓几回，指纹就显露出来了。但成人已经皮糙肉厚，即使搓上几十回，几百回也没办法完全看清楚，给成人诊病时一般不会费尽心思看指纹，也没有这个必要。3岁以下的小儿皮肤薄嫩，非常容易看，诊断起来也更准确。具体到如何去看指纹实际也并不难，只要眼睛能分辨它的颜色、长短就能掌握这门技巧。

这条"指纹"上有风、气、命三关，也被称为"虎口三关"。这三关大致与食指上的三个指节相对应，最下面靠近拇指的一节为风关，中间的叫气关，靠近食指尖的一节叫命关。

根据中医理论，脉为人体气血运行的管道，孩子气血不稳，大夫号脉也就不准，所以中医看儿科病除了结合具体症状外，孩子的"虎口三关"成了重要参考。从中医经络来看，小儿的指纹和给大人诊病时所切的脉同属于手太阴肺经，所以，从一定程度上来说望小儿指纹与诊断成人手腕处脉搏的原理是一样的。给3岁以下的孩子看病，就可以根据男左女右的原则，男孩看左手，女孩看右手，看食指指纹在颜色和虎口三关上的表现。

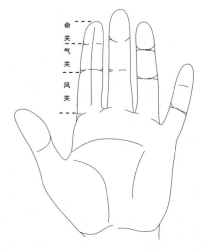

风、气、命三关

对于健康的孩子来说，"指纹"的颜色是红黄相间的，在皮肤之中隐约可见。孩子生病之后，"指纹"也会出现相应的变化。一般，指纹颜色偏紫提示体内有热，要少吃煎烤烹炸类和辣椒、巧克力、羊肉、荔枝、橘子等偏热性的食物；指纹颜色偏红提示体内有寒，这时要少吃偏凉的食物，如西瓜、香蕉、梨、冬瓜等，可以多吃些山药、玉米等暖胃健脾的食物；指纹颜色发青则提示可能会惊风；指纹颜色偏紫黑色，则提示多为血络郁闭，说明体内血液运行不畅，孩子的病情已经非常严重了；指纹颜色偏淡，多提示孩子有脾虚或者气血不足等体虚现象。

除了颜色变化外，这条指纹还有长短变化，而且颜色和长短也要结合起来看。如果指纹到达了风关，各颜色所提示的病情仍然较轻；如果指纹到达了气关，说明病情加重；如果到达了命关，病就难治了。

　　这样一顺，小儿指纹其实也就不再神秘了，而且还变得非常简单，父母在家就可以随时关注一下孩子的指纹，以免病情加重时仍毫无所知，延误了最佳治疗时机。前面提到的那个孩子，我看到他指纹颜色发青，而且已经快到指尖的命关位置了，说明孩子的情况已经非常严重，随时都可能惊风。好在治疗及时，我根据孩子的发热症状，给予几剂清热解毒的中药，孩子的烧就慢慢退下去了，平安地度过了危险期。

　　但要注意，虽然看小儿指纹就能预知身体的某些疾病，但大夫并不会单纯地只看小儿指纹，还会综合其他症状才能准确辨证。所以，小儿指纹只作为一种参考方法、一种辅助手段。

控制不住的情绪也是病

某天我在出诊的时候，忽然听到病人等候区发出一阵吵闹声。

只听一个男人说："我都说了不来，你偏来，我根本没病。你看，都不知道要等到什么时候了。"

又听见一个女人的声音："先别发火，既然来了就慢慢等，让医生看看。"

虽然声音不是很大，但屋子里的人估计都听到了。我抬起头，看到这是个中年男人，正坐在我对面的候诊区，四五十岁的样子。旁边站着的像是他的妻子，一直在用手掌抚摸着男人的后背，尽量安抚着他的情绪。我专门看了看这个男人的眼睛、颧骨附近，心想：幸亏过来了，这种情况明显有问题，肝火可不小，所以脾气才如此暴躁，必须好好治治。

怎么还没看病就做出诊断了呢？其实他的眼睛、颧骨就能明明白白告诉你这是肝火的问题。

大约两个小时后，终于轮到这对中年夫妻时，我听到这个男人口中发出了一声低沉的吼声，看来已经等得不耐烦了。

病人坐下后没说话，一直是他的妻子在描述病情："这是我丈夫，他的问题就是脾气大，最近一年来我们俩总是因为一些鸡毛蒜皮的事吵架，什么家里的醋没了，菜里的盐放多了，任何事情都能吵起来。不只和我吵，还跟邻居吵，邻居养了条狗他都看不下去。以前也不见他脾气这么大，不知道这两年是怎么回事。都说气大伤身，他虽然觉得自己没病，可我怕有什么问题，所以就过来看看。"

其实我之前看的那一眼基本上判断出这是肝火大的毛病，于是就问他："平常是不是有头疼、头晕、口苦、耳鸣、胸部或肋骨位置刺痛的情况？"

在此之前，他一直没有正眼看我，似乎是嫌等的时间太长，跟我也生起气来，听见我说这些症状，他突然眼前一亮，开口说道："没错，大夫，这些情况我基本上都有，我以为都是被他们气的，气得我肝疼。可是大夫，你怎么会知道我有这些情况呢？"

我笑了一下，说道："其实这都是肝火旺的症状，你爱生气、容易发脾气，这也是肝火的问题，上面的这些症状都是肝火旺的表现。"

"肝火旺会导致发脾气，我以为这都是我的性格问题呢，所以一直不肯过来看病。"显然，听到发脾气也是病，让他感到非常疑惑。

生气、脾气暴躁一部分跟人的秉性有关系，有的人天生就脾气大，可如果无缘无故发脾气或者脾气大到控制不了，就可能是身体有问题的症状表现了。

从中医角度来讲，发脾气除了性格上的影响外，还跟季节、饮食、生活习惯有很大关系。比如，秋天天气干燥、吃了过多热性食物、生活不规律，人就会容易烦躁、发脾气。为什么呢？因为体内的津液伤了。

津液是中医的一个概念，指的是身体内一切正常的水液，如胃液、肠液、唾液、关节液等，也包含尿、汗、泪等身体代谢出去的液体。津液的主体就是水，里面含有大量的营养物质，身体要维持正常的生命活动，津液是一大基本物质。

中医分阴阳，津液就属于阴精的一部分，如果津液不足，人体的阴阳也会失去平衡。

津液被过度消耗，伤了肝阴，肝阴不足，人体的阴阳就会处于失衡状态，肝阳因为失去了制约就会亢盛。而肝火是肝阳的表现形式，所以肝阳亢盛就会导致肝火旺。说一个人情绪发作、发怒时常常用到"大动肝火"一词，这也提示了脾气大和肝火之间的关系。所以，脾气大到不受控制，动不动就发火，往往是肝阳上亢的问题。

这一番介绍之后，这个脾气大的男病人才终于认识到："原来，脾气不受控制也是一种病。也就是说，我只要把肝火降下去，脾气就会变小吗？"

"没错，我稍后给你开的方子主要就是清肝胆、利湿热，吃了药不仅那些头疼、头晕、口里发苦等肝火旺的症状能缓解，而且肝胆的热去了，火降了，你就不会总感到烦躁、想发脾气了。"我把主要的治疗思路告诉了他，可是降肝火光吃药还不够，必须让病人意识到控制情绪的重要性，于是我又告诉他："不过你也要注意，必须学会控制自己的脾气，不要总是生气，眼睛也不要总是盯着那些让你不顺心的事情。虽然肝火旺会导致脾气大，但脾气大反过来又会影响肝。因为'怒伤肝'，如果不控制情绪，对降肝火一点好处都没有，反而会火上浇油。也就是说，不管有没有肝火，都要控制情绪，少生气。"

听完我的唠叨，他并没有反感，反而感叹了一句："没想到，情绪对身体影响这么大！"

没错，毫不夸张地说，坏情绪就是健康的大敌。

中医认为，人有喜、怒、忧、思、悲、恐、惊等情绪，人的情绪必须抒发出去。在遇到悲伤的事情后，大哭一场心情往往就会恢复平静，甚至感到全身都痛快了。可如果沉浸在悲伤的情绪里就会有问题。因为肺主悲、忧，悲伤、忧虑过度就会伤肺，最典型的例子就是《红楼梦》里的林黛玉，"黛玉每岁至春分秋分之后，必犯咳嗽"，这种咳嗽和她的悲情不无关系。

不只是悲，其他几种情绪过度，也会对身体产生影响。心主喜，过度兴奋、喜悦就会伤心，如牌桌上抓到一张好牌，这种兴奋不知道引起了多少人心脏病发作；肝主怒，过度愤怒就会伤肝，就像这个肝火大的病人，他脾气大，生气时胸肋部位会有明显的刺痛感，这就是愤怒伤肝的表现，所以人们也常说"气得人肝疼"；脾主思，思虑过度就会伤脾，经常加班、工作紧张的人，常常会感到四肢无力，肌肉酸痛，这就是伤脾的现象，因为脾掌管着人的肌肉。

后来，这个病人按照我开的方子吃了一个星期，他自己也注意控制情绪，一周后再次过来时症状已经缓解了一大半，脾气也变得好多了，不像刚来时那么暴躁，看见什么都烦。

正是因为人们不知道情绪也会致病，而情绪常常最不受控制，肝火旺盛的人非常多。但肝火旺的症状一般比较轻，很多人并没有引起注意，就像这个男病人，一直坚称自己没有病。可肝火旺长期得不到控制就会对健康造成一定的影响。肝火旺会导致脾气大，可生气又进一步加重了肝的火气，长期得不到治疗，对肝脏会产生很大的伤害。我曾经问过那些得了肝癌、肝硬化的病人，发现他们在生病之前都特别容易生气，郁郁寡欢。所以，这些肝火旺的症状，很可能就会引发肝脏的病变。

正因为如此，学会辨别肝火旺非常重要，在给这个病人看病之前，我只是看了看这个病人的眼睛和颧骨就判断出这个病人肝火旺，里面到底藏着哪些望诊的秘诀呢？

其实，肝火旺有三大症状非常明显：一是容易发脾气，所以我最开始注意到这个脾气暴躁的病人，首先就开始怀疑他是不是肝火旺；二是眼睛红、干燥，因为肝开窍于目，肝里有火，眼睛也会表现出发红、干燥的热象。三是颧骨发红，因为脸上的颧骨属于肝，肝有火，颧骨的位置很容易发红，很多人都有这样的经历，每次上火或多吃了点辣椒，颧骨就容易发红，这就是在提示内火大。

除此之外，肝火的典型症状还包括头晕、口干舌燥、口苦、口臭、头痛、头晕、睡眠不稳定、身体闷热、忧郁等，这都提示跟肝有关系。

因为肝火的初期症状并不太严重，所以，有时候不吃药也能把肝火降下去。如果自诊发现肝火的问题后，就可以借助下面的方法，不吃药，轻松降肝火。

搓无名指：少阳三焦经会从无名指通过，这里和我们的肝、胆有密切关系，经常搓无名指就能把肝火降下去。方法是，把一个手的掌心搓热，然后用掌心去搓无名指，直到无名指也感到发热为止。搓完一个手指之后，再换着搓另外一个无名指。接下来伸直双手，用力把无名指向下压，重复这一动作36次即可。

合理饮食控制肝火：根据中医的理论，要养肝必须把握一个原则，少酸多甘，也就是说，要少吃酸味的食物防止肝气过盛，多吃些甘甜的食物，如米饭、面食、白糖、蜂蜜、大枣、山药、银耳等，而且从现代医学角度来说，糖也是保护肝脏的重要物质。此外，还可以多吃些芹菜、茼蒿、西红柿、萝卜、橙子、柚子、柑橘、佛手等，这些都是疏肝理气的食物，有助于降肝火。

嗅出疾病的味道

年轻的时候，我和几位朋友去吃饭，桌上有个四川人，点了很多川菜，特别辣，其他人基本没动。可他作为四川人无辣不欢，加上味道非常正宗，很快就一扫而光了。

我看他这么个吃法，赶紧劝他："少吃点辣，当心胃受不了。"

可他却一点不在意："我知道你是中医大夫，知道什么该吃，什么不该吃。可我是四川人，按照中医的说法，四川湿气重，吃辣正好能去湿气，怎么还不让我吃呢？平常我也是一顿饭都离不开辣，也没什么问题啊。"

我知道，再劝下去可能会弄得不欢而散，毕竟吃辣是他几十年养成的习惯，很难改变，非得长点"教训"之后才会有所醒悟。

谁知，我这个朋友第二天就开始喊牙疼了，找到我想开个方子。怎么突然就牙疼了呢？要想"破案"，找到疾病的"真凶"，不能错过病人身上任何"蛛丝马迹"。于是，我开始给他"望闻问切"。

我问他："是上牙疼，还是下牙疼呢？"

他捂着脸，含混不清地说："下牙。"

牙疼还分上牙疼和下牙疼，这里面有什么门道呢？如果不懂中医，可能很难理解这一点，去看西医的牙科，不管上牙，还是下牙，治疗方法可能都是一样的。可在中医看来，上牙疼与下牙疼就不同了，因为从经络来看，上牙对应的是大肠经，下牙对应的是胃经。也就是说，下牙疼和胃有很大关系。

我让他张开嘴巴，看了看牙龈，顺便看了看舌头。舌苔黄厚，说明体内有火；牙龈又红又肿，这也是上火的征兆。根据这些征兆，看来逃不出胃火了，于是对他说："你还记得昨天的那顿饭吗？你现在牙疼、牙龈红肿就是吃辣吃多了，饮食上不注意，生出了胃火。你可以自己闻一下，是不是还有口臭？"

听我说完，他赶紧哈出一口气闻了闻，随即赶紧把头扭向了一边，撇了撇嘴说道："的确是有口臭，这也是胃火导致的吗？"

在闻诊中，闻口气是一项重要内容。闻到病人口中有口臭，可能是胃热，或者有龋齿、口腔溃疡、口腔不洁等。联系他的舌象、牙疼、牙龈红肿等症状就能看出，这口臭正是胃热导致的。

可我这个朋友还是很纳闷，满脸疑惑："你说我的胃火跟吃辣椒有关，可我平常每天都这么吃，怎么突然间就有胃火了？"

怎么会突然上火呢？一般，容易上火的人都非常爱吃热性的食物，有的人爱吃炒瓜子，一次起码吃上半斤，第二天早上醒来喉咙就上火了，干痛干痛的，可见多么立竿见影。不过，疾病的狡猾之处就在于，有时候它的"后果"还要经历一个漫长的蛰伏期，有的人春天特别容易感冒，但这可能是冬天受寒积累下来的。所以，经常吃辛辣、油腻等热性食物，当时看起来没事，可能在三四个月后才会有"上火"的症状。

他是四川人，顿顿离不开辣。南方气候多湿热，吃辣确实能去湿。可他没注意到自己正在北京，北方环境偏干、偏燥，辣椒性热，吃太多辣很容易出现口干舌燥、咽喉肿痛、便秘等问题，这都是上火的征兆。所以，南方人来到北方后也得按照北方的环境特点改变生活习惯，因为北方的气候会慢慢改变一个人的体质，吃辣的习惯也得跟着变一变。

听了我的解释他不做声了，或许是一想到以后再不能吃辣椒了，他的情绪也低落下来。不过，人吃进嘴里的食物是个定数，不加节制，让脾胃超负荷运转，先是把脾胃吃坏了，最后就可能影响到整个身体了，所以，有了胃热必须开始忌口。不过我也开导他："这并不是说你以后都不能吃辣椒，只不过不能这么猛吃了。等把胃火清了，也可以每天吃点辣椒，只要不贪嘴，并不会有太大问题。"

听到这些他无奈地笑了笑："好吧，看来我这吃辣的习惯得改一改，毕竟身体要紧。"

之后，他吃了一段时间清胃热的药，牙疼、口臭的问题也慢慢好了。以后再聚会，他吃起辣来也不再那么"嚣张"，可这也为他带来了好气色、好身体。

这个故事也让我们认识了胃火，如何看出胃火呢？就要从牙开始，有了胃火常常会下牙疼，而且牙龈红肿。除此之外，还有一个明显的症状就是口臭。

不过这里所说的口臭不是吃了大葱或大蒜等口味较重的食物后喷出的气味，因为这些问题只要刷刷牙、嚼些口香糖或茶叶就能轻易解决。这里所说的口臭是一种长期持续的口臭问题，即使刷牙也解决不了，因为它的问题并不在牙上。有时去医院的口腔科，甚至是耳鼻喉科检查，始终找不出口臭的原因，可从中医来看，这就是胃热导致的，是胃里有火的典型症状。

通常，胃火的症状很多，如牙龈肿痛、容易饿、便秘、脸上长痤疮等，但一些人有了胃火之后症状不会这么多，只有口臭的问题，一开口说话，把人熏得直往后退。之前不了解这是胃火的问题，现在了解了口臭和胃火的关系，就可以通过去胃火解决口臭烦恼了。例如，辛辣、油腻、肉类、甜食，这些都是热性食物，吃了会加重胃火，平时就要少吃，注意饮食清淡、均衡。

由此可见，人体气味与脾胃功能好坏息息相关。民间盛传，香妃的身体会发出淡淡的清香，闻来沁人心脾。很多人只是把这当成传说，可从中医角度来说，只要脾胃功能够好，身体年轻，确实能发出淡淡的清香，也就是人们常说的体香；反过来说，如果一个人脾胃虚弱，或消化功能较差，生出了胃热，身体则会发出一种让人敬而远之的异味。比如说喝奶的婴儿，当你接近他时会闻到一股乳香；可如果闻到他身上有异味，就说明可能消化不良，积食了，因为吃得太多，损伤了脾胃。

中医讲究阴阳平衡，在吃的问题上也是如此，必须寻求一个平衡，所以吃进胃里的食物一定要把握一个度。

饮食贵在能节制，麻辣烫、火锅、红烧肉、糖醋排骨、美味蛋糕……这些美食让我们欲罢不能，可它们也可能是摧毁身体健康的"元凶"。这些辛辣、甜腻、油炸食物，往往就是胃火产生的根源，因为辣椒是热性的，甜腻食物中往往也含有较高热量；辛味食物譬如生姜，虽然较为缓和一些，但对于热度已经过高的胃来说，危害也不容小觑。

胃火总离不开吃，控制不了自己的嘴，疾病就会缠上身。把脾胃功能吃弱了，消化吸收受到阻滞或长期便秘，口气问题也会成为挥之不去的阴影，甩都甩不掉。所以出现口气问题时，一定要重视身体发出的这一声警报，及时给身体清清热、减减负。

不过要注意，胃热会带来口臭，但有时候没有胃热也会生出口臭问题。研究发现，身体摄入过多蛋白质，同时糖类、淀粉类食物吃得少的人，因为身体内的脂肪酸分解代谢增强，血中会产生一种酸性较强的物质"酮体"。在肝硬化晚期，病人口中呼出的气体犹如烂苹果的味道，这就是酮体过多，引发酮中毒导致的。

有时候身体因为过于饥饿，也会呼出一种难闻的气味，因为饥饿时体内的脂肪酸代谢同样会增强，而这种情况通常发生在早上。所以，早上即使不化妆，也要吃早餐。

第三章

大国医的珍藏小秘方

　　中医学，是中华民族在几千年里与疾病斗争总结出来的宝贵经验。当下的名老中医启古纳今，在继承前人的学术思想下，不断地完善和创新各具特色疗效的临证治疗体系，使得中医蓬勃发展。在这个过程中，每位名医都建立了独具特色的养生理念和积累了许多不传的秘方。本书首次公开国家级名老中医裴学义的不传秘方，裴老用药在精不在多，常常一两味药显奇效，并且所选药材极为常见，在药店即可买到。中医善治未病，而裴老的秘方不仅是缓解病痛、去病根的良方，更是调养五脏、顾护脏腑正气的极佳保健方案。

用药如用兵，在精不在多

2007年3月，这对我们普通人来说，不过是平平常常的日子，但对于高考生来说却意义不凡。距离高考仅剩下一百天左右，每个高三考生都在认真备考，紧紧抓住这最后的冲刺时间。在这特殊时期，家长们更是都极其注意，给足孩子营养，减少孩子的压力，不让孩子生病。可某一天，我的诊所却来了一个高三考生。

当时这个考生脸色苍白，身体也很弱，整个身体都靠在了妈妈身上。她的妈妈也是一脸愁容。可能是因为替女儿的病着急，见到我她有些激动："裴大夫，我女儿已经发高烧有二十多天了，其间用过退热药，可是没过几天又开始烧了，就这样反反复复，可烧始终退不下来。您看，她的身体已经虚成这样了，看着都心疼。而且马上就要高考了，她这烧再不退可能连参加高考都没戏了。"

我赶紧安慰她："别着急，一定给你看好了。"这也是我常常安慰病人的一句话。生病了谁都着急，这样短短的一句话，往往就能给家属和病人吃一颗定心丸，以免乱了阵脚，被疾病吓住。

她的妈妈听到这句话，脸上的神情慢慢放松下来，对我说："嗯，裴老，有您这句话我就放心了。其实我早就该来的，我女儿10岁的时候也发过一次高烧，当时医院的诊断是病毒性肺炎，可住院治疗了一个多月也没把这烧退下来。医院就把您请来会诊，结果三服中药下去，高烧就开始退了，没过几天病就好了。可我昨天才突然想到这件事，这不马上就赶过来了。"

"哟，看来咱们还是有缘分。所以，你别着急，中医慢慢地就管用了，而且你这看完中医，马上又跑去看西医，两边都跑，两边都不配合全力治疗，肯定会影响疗效的。"

"对，裴老说得是。"她的妈妈点点头说道。

我看了看她的女儿，接连几天的高烧让她看上去一副病恹恹的模样，身体非常虚弱，面色苍白，精神不振。这是明显的气虚现象。气相当于人体的动力，气不足，人就会表现出各种虚象。

我问这个考生："感觉口渴吗？"

"嗯，口渴。"因为气虚，她连说话都比较吃力，声音也很小。

我又让她伸出舌头，发现舌苔仍然很黄，说明她体内的热象仍然较重，但四肢较温，说明体内没有明显寒象，只有单一的热邪。她现在口渴就是体内的热太重导致的，体内热盛伤阴，烘烤着体内的阴液，就会感到口渴，这是阴虚的表现。

一般的医生，见到这种气虚、阴虚的病人肯定会大量地补阴、补气，以缓解她气阴两虚的症状。可是病人身上仍有余热，余热不清就去补虚，补了又容易生热，反而让病情更重。所以，现在的关键是清余热，于是我在方子中用了60克生石膏。

生石膏是一味中药，可这味中药却并不普通。

生石膏具有清热泻火、除烦止渴的功效，但一些医家认为，生石膏是大寒之药，它还有个别名叫白虎，正是在说其药力之猛。猛药虽然见效迅速，可缺点是伤正气，降低人的抵抗能力。因为这一点，一般的大夫用起生石膏来非常谨慎，有的大夫甚至畏生石膏如狼虎。但其实，这是世人对生石膏的一种谬误，只要用对了，生石膏就有起死回生之效。

当时，我的一个徒弟正跟在我身边抄方子，看到我给病人开出60克生石膏大吃一惊。通常来说，临床应用生石膏这剂猛药，15克足矣。

徒弟不解，私下问我："这剂量合适吗？"

我不置可否，跟他卖了个关子："照着写就行，最后看疗效就知道了。"

果然，虽然方中生石膏的剂量比平常多了4倍，可这高烧却很快被镇压下去，可以说是药到病除。

事后我跟这个徒弟解释："一般，病人热证较轻，用15克石膏就可以了。这个病人连续多日高烧，热证较重，治疗时就必须加倍使用了。根据我以往用生石膏的经验，生石膏的剂量少则6~15克，多的时候甚至要用到50~120克，这样才能彻底扑灭燎原之热。"

我能把生石膏用得出神入化，并不是我的自创，而是师承名家，也就是我的恩师孔伯华。孔老就善用石膏，民间因此称他为"石膏孔"。很多医者不敢用石膏，认为石膏大寒。可孔老却认识到，石膏大寒其实是一种谬误，虽然石膏药性寒凉，可在治疗热证时可以大胆使用，绝无后顾之忧。为此，孔老专门考证了《神农本草经》《伤寒论》等书中对石膏的介绍与应用，让他的理论得到了佐证，也逐渐纠正了世人对石膏的错误认识。

其实，生石膏这味辛凉药，它退烧的作用不比别的药差，而它的凉性反而没有其他的药那么凉，并不会过度伤及病人的身体。所以只要是热证，大可放胆去用。

我将孔老的这些医学思想和诊疗经验传承下来，然后再继续发扬，不断地变革。临床中，我就因为巧用生石膏，挽救了不少病人。无论男人、妇人，还是小孩，遇到热证都会放胆去用。前面故事中的高考学生，我前后两次治好了她的高烧不退，靠的就是石膏这味药。

中医大夫看病，最后到病人手上的，不过就是中药的罗列。为什么有的大夫能治好病，有的大夫却平平庸庸，这就是每个大夫用药的学问了。几十年的临床经验，我在用药过程中也总结出了自己的特点和原则，即少用苦寒，多用甘寒，药少力专，中病即止。不管是在治病时，还是给徒弟讲课时，我都会遵循这十六字原则。几十年时间里，能够一直坚持这"十六字原则"，足可见其效用。

"少用苦寒"是什么意思呢？从药性来说，苦寒伤胃，因为苦寒之药清热作用强，如果身体没有热却用苦寒药，相当于把生命之火清走，伤了胃阳，使胃的功能受损。所以，我给自己定的规矩就是尽量少用苦寒药。但中药完全规避苦是不可能的，"少用苦寒"并不是说我不用苦药，而是在应用过程中改变一下思路，能避免就尽量避免用苦寒。

"多用甘寒"，也就是多用性甘的药，让熬出来的中药带有一点甜味，让人们不怕吃中药，能够吃中药。

"药少力专"，这句话是说给谁听的，是说给中医大夫听的。

例如，病人表现出了四种症状，有发热、咳嗽、不爱吃饭、身上长疹子，这时应该怎么治？当然是先选发病最急的发热来治，这样用药相对来说就少了。可如果出现十种症状，就把十种药都加上，方子就开杂了，也就抓不住疾病的主要矛盾了，因此，我提倡"药少"。

"力专"强调的也是这个意思，是说用药要专一。因为把感冒、发热之类的急症治好了，食欲也就跟着回来了，自然就想吃饭了。表面看来不爱吃饭是一种症状，但它其实是由急症，也就是最主要的那个症状所引起的，这时就要懂得抓住急症，做到药少力专。

"中病即止"是什么意思？中病就是打中疾病的意思，射箭一举射中靶心，这时就无须继续吃药了。药不是保健食品，不是粮食，当打中疾病的时候也就该撤兵了，要懂得把握鸣金收兵的最佳时机。既然这座城已经被攻打下来，去病的目的也就达到了，继续吃药不仅浪费时间、精力，对身体也是一种伤害。而且，有时候还不能把敌人全部打死，还要留一两个残兵败将，它们既没有了作战能力，也失去了团队，不可能再组织起来，唯一的结局就是自生自灭。

这就是《伤寒论》里说的"阴阳自合病自愈"。什么叫"阴阳自合"，就是"中病"的意思，打中敌人且症状明显消退，让身体的阴阳恢复平衡，重新运转起来，疾病也就随之痊愈了。这时就该撤药了，如果继续给药也只是调理脾胃类的安抚性治疗。

所以，明医（明白的医生）治病不是一味过分治疗。我们总是希望病快点好，吃起药来特别狠，可一狠不但不能治病，反而伤了身。刚把正常的阴阳平衡调过来，又矫枉过正，调过头了，如此一来不是伤肾，就是伤肝、伤胃。所以说阴阳自合，调到还差一点的时候就撤兵，身体自己就痊愈了。这一道理局外人往往不理解，什么自合，什么病自愈，可它就是这么简单的一回事。

其实，这几点用药的原则，就体现了中医所提倡的用药如用兵的道理。用药就像在用兵，既要了解自己手里药的效力，优势在哪里，劣势在哪里，还要懂得制敌之术，了解如何把药物配合起来，是声东击西，还是抓住主要病症。战场打仗，有《孙子兵法》，而我则依靠这"十六字原则"治病无数。所以，中医大夫不仅要准确辨证，合理施药也要讲究方法，这样才能创造出以少胜多、以精治敌的奇迹。

别人的良药，可能是你的毒药

那大概是在2009年，我接诊了一个让我印象特别深刻的病人。在中医的诊断方法里，望诊可以说是最直观的方法，一眼望过去就能看出身体的"异常"。我第一眼看到这个病人，就被他那大红脸惊住了，这应该是我看到的最红的脸了。

这个病人年龄四十多岁，有耳鸣的毛病，听说有个同事靠着喝红花、桃仁、丹参泡的茶治好了耳鸣，于是也想在自己身上试一试，心想只是当茶喝，而且三种药材都是好东西，即使治不好耳鸣，也应该不会有大问题。于是，每天开始改喝用红花、桃仁、丹参泡的茶。

谁知道，一个月后开始感到不对劲了，满脸通红，还发痒，早上起来枕头上还能看到小血点。这脸上没有伤口，怎么会平白无故就出血了呢？

都说中医理论深奥，因为同一种症状表现，辨证之后，可能会得出不同的病机。就像耳鸣，虽说"肾开窍于耳"，但耳朵和其他脏腑经络联系广泛，五脏六腑气血失调都可能是耳鸣的内在原因，包括肾虚，受到热邪侵袭，有肝火，气血瘀滞或亏虚等。治疗时也要仔细分辨，对号入座。如果是肝火等导致的，就要采取平肝潜阳之法；如果是肾虚等导致的，就要靠补法；如果是气血瘀滞导致的，就要靠活血化瘀之法。

这个病人的同事喝红花、桃仁、丹参泡的茶治好了耳鸣，是因为他这位同事的耳鸣是气血瘀滞导致的。红花、桃仁具有活血化瘀的作用，简单来说就是让热血沸腾，靠这种"热"增加血液的流动速度，冲破有瘀的地方，以此来化瘀。

而这个病人的耳鸣没有血瘀的症状，血原本就畅通无阻，吃了红花、桃仁后反倒会流得更快，从原来的匀步走直接过渡到了跑。脸红，就是血热妄行上了脸；发痒，则是血在血管内流动过快的反应，有时还会感到发热；枕头上能看见小血点，这也是气血畅通的人用了化瘀药的结果。

血行加速就会生热，我便给他开了几服清热解毒的药，服用几天后，脸上就不再烫了，痒也慢慢消了。

都说，用药如用兵，将军懂得用兵之术，能够指哪儿打哪儿，运筹帷幄；可把这群兵交到一个不知所谓的毛头小子手上，只能是"瞎指挥"一通了。

在用药的过程中，只有懂得药的药性、功效，才能对症用药；否则不管虚实，乱用一气，身体的平衡就会被打乱。因此，中药是不是灵验，关键看是不是对症，只有辨证、用药都对了，才能药到病除，才有神效；辨证错了，就可能成为"毒药"。都说中药温和，但不分症状、不辨药性地乱用一气，温和的猫也会变成吃人的老虎。

● 弄明白了药性，中医也就学会了三分之一

但凡提到中药，都会讲到中药的性、味、归经，这就是中药最根本的理论。毫不夸张地说，搞明白了性、味、归经等问题，就相当于学会了中医三分之一的内容。因为中医在辨证后，选择什么药来治病，就是以药性为依据。

如果说药就是兵，中医大夫作为将军，必须清楚地知道自己手下的每一个兵到底有什么优势，有什么劣势，随后在指挥打仗的过程中，或者结合骁勇善战的兵力去攻击敌人主力，或者安排优劣互补、配合默契的兵机巧应对，或者安排一小伙行动敏捷的兵迂回包抄……一切尽在股掌之中。所以，要弄懂中医用药的问题，了解药性是最基础的，也是最不可缺少的内容。了解清楚药性之后，吃中药就无所畏惧了，无论怎么吃，都不至于犯下大错，让良药成为毒药。

中医是如何根据药性来用药的呢？比如说，紫苏味辛，性温，辛能发散，温能治凉，结合起来就有发散寒邪的作用，治疗风寒感冒效果很好。所以，辛温的药，其药性归纳起来就是发散风寒，而中药里有很多辛温药，如麻黄、桂枝、生姜等。当风寒感冒症状较轻或者淋雨受寒，喝些姜糖水，能够疏解肌表，促使发汗，有助于祛风散寒；当伤寒六七天比较严重且发热怕冷的时候，中医里就会开出一道麻黄桂枝汤的古方。

我们为什么称作辛凉派，这"辛凉"二字说的也是药性。现代人以湿热体质为多，而辛凉药刚好能够发散风热，达到去湿热的目的。"风热"就是风、热两种病邪结合后产生的新病邪，辛凉能自成一派，就是因为擅长应用辛凉药来治疗湿热证，且应用起来往往有奇效。

当然不同的派别，都有它各自的特点。譬如有毒的附子，火神派会巧用附子，但我们因为经验不足，用起来就非常小心。

所以，中药治病主药看药性。历经几千年的发展，每一种中药的药性都被高度概括出来，让我们能够"拿来就用"。不要把中医想得太难，只要掌握了中医看病、用药的逻辑，学一些最基本的药性、药理，我们就能够轻松解决身上的小毛病。

● 中药的"五味人生"

中药的味，就是指中药的味道，包括辛、甘、酸、苦、咸五味，以及淡味。这几种味道是靠舌头辨别出来，或根据临床经验总结出来的。

五味的特点可以总结为：辛散、酸收、甘缓、苦坚、咸软。

辛：辛入肺，作用是"能散、能行"。

"能散"是说辛能发散，促使人出汗。风热之邪首先侵犯的就是人的肌表，性辛的中药可以通过出汗把身体里的风热之邪逼出体外，解除表证。所谓"表"指的是肌表，表证则是说这种病的病变部位都集中在体表，病情较浅；随着病情加重，疾病便可能深入"脏腑"，转为里证。

"能行"是说辛有行气血的作用，气血瘀滞就可以通过辛味的药来行气、活血。

中医总在说气血瘀滞，可气血到底是怎么回事呢？

血必须有足够的推动力，才能运行于全身各处，输送营养，而这个推动力就是气。气血、阴阳又共同构成了生命最基本的物质，气血充足的人一般很少生病。如果身体气虚，血没了足够的动力就会停滞在某处，或运行起来不够通顺，这就是气血瘀滞。这时，辛味的药就能行气血，疏通被瘀滞的地方。

此外，某些具有芳香气味的药物也属于"辛"。大料、八角等也被称为香辛料，就是指它们具有一种辛香之气。这类能散发芳香气味的辛味药，不仅能散、能行，还具有化湿、醒脾开胃、开窍等作用，这也就是中医芳香化湿的原理。

甘：甘入脾，"能补、能和、能缓"。

"能补、能和"是说甘具有滋补和中的作用，"中"指的是脾胃，"和中"是说甘能调理脾胃。中医治疗虚证会采用滋补药，如党参、熟地等都是甘味的药。

"能缓"是说甘具有缓急止痛的作用。在经期，很多女生一吃甜食，痛经就有所缓解。很多上班族也钟爱甜食，因为甜的食物能缓解压力。这其实都是性质和缓的甘味在发挥作用。所以，用甘味的药能够舒缓因疼痛而痉挛的肌肉，安抚情绪。

淡味药，其实也附属于甘味，有渗湿利尿的功效，如茯苓、通草之类淡而无味的药物。

酸：酸入肝，作用是"能收、能涩"。

"收敛"是指集中起来，"固涩"是指把住关口。就像沙场用兵之时，集中兵力守住自己的防线不被侵袭，收敛固涩的目的就是守住身体里的精气，不至于被过度耗散。

如身体虚弱的人容易盗汗，一些补阴的药吃了会拉肚子，这时，中医大夫就会在药方中加入收敛固涩的酸味药，如五味子、五倍子等，避免精气过度消耗。

苦：苦入心，作用是"能泻、能燥、能坚"。

"能泻"是说苦味的药能泻火，通泻大便。可以说，"苦"就是"火"的天敌。无论是苦味的药，还是苦味的食物，都能达到"去火"的目的。

"能燥"是说苦味具有燥湿的作用。要排除体内的湿邪，中医有燥湿和化湿两种方法，简单地说，燥湿就是利用太阳的热晒干，化湿就是利用风来吹干。中医认为苦能燥湿，而燥湿的药通常也都是苦味。

"能坚"是说苦能坚阴，把体内的火泻去的同时，保存阴液。因为身体内的阴、阳是此消彼长的关系，阳过盛就会导致阴衰落下去。火为阳，苦能够泻火，火去了，就不会继续伤阴，因此说苦寒能够"坚阴"。如黄芩，这味药既能泻肺火又能保存肺阴。

咸：咸入肾，作用是"能下、能软"。

"能软"是说咸味药能软坚散结，先软化身体内的结节和肿块，然后消散它们。人体内会产生浊、痰、瘀血等垃圾，身体正常时，这些垃圾就可以顺利地被排出去；一旦身体有了问题，这些垃圾就会留在体内，时间久了就会生出坚硬得像石头一般的肿块、肿瘤等。这时，就可以用味咸的中药，如海藻、海螵蛸一类，来软坚散结。

"能下"是说咸味的药能够泻下通肠。咸、水都是至阴之物，所以咸味的药能够滋养身体中的水液，促进大小便排出。因此，吃了一些不干净的食物，喝一杯淡盐水有助于清肠；便秘的人，早上喝杯淡盐水，有助于排便。

● 知冷暖的四性

四性，也称四气，是说中药具有寒、凉、温、热四种药性。其中，温、热的性质属于阳，寒、凉的性质属于阴。而由温到热，由凉到寒，也是热、寒程度上的递进。

这四性如何应用呢？中医讲究阴阳平衡，热证要通过寒药来平衡，寒证需要用热药来平衡。所以，凡是治疗寒凉证的中药，都是温热性质的；凡是治疗温热证的中药，都是寒凉性质的。例如，黄连属于寒凉药，上火属于热证，吃了黄连就能去火。

冰与火是两重天，因此，寒凉、温热两类药的性质也是完全相反的。寒凉药能够清热、泻火、解毒；温热药能够温暖脾胃、助阳、散寒。

此外，中药里还有一类性平的药，是说这类药寒热偏向不是特别明显，药性较为平和，作用也比较缓和，例如阿胶。

● 归经决定药的最终归属

归经，是说一味药最终的归属在哪里。譬如，酸入肝，所以，酸味药归入肝经，可以治疗与之相关的病；反过来，治疗肝经的病，大多会以酸味入药。

　　这样一来，药物的作用就能和人体的脏腑产生起联系。正是因为五味与不同脏腑之间的这种匹配、选择，治疗相关的疾病时，在药物的选择上才能更加有的放矢，让毫无头绪的兵有了组织，有了目标。

一苦一甜去心火

　　从人类生病的历史来看，疾病其实也会赶时髦，几年、几十年甚至几百年就会变个趋势，比如二十世纪五六十年代，人们缺吃少穿，营养不良，水肿的病人就特别多。现在，儿科也有一种时髦病，就是多动症。多动症扎堆出现，一方面跟饮食和生活环境有关，从另一方面来说，这还真的是家长在"赶时髦"。

　　每次出诊，很多家长都会告诉我："我们家孩子好像有多动症，小动作特别多，手脚闲不住。上学后问题更大了，上课没办法安静下来，注意力不集中，学也学不进去，有时情绪还容易冲动，直接跟同学动起手来。裴大夫，这该怎么用中医调一下呢？"

　　听到父母说孩子多动我心里也跟着重视起来，可一看孩子不过四五岁，这么小的年纪就想让他们上课时安安静静坚持40分钟，确实有些困难。

　　现在的父母都望子成龙、望女成凤，对孩子寄予了很大希望，有时候难免太过紧张，甚至小题大做。四五岁时爱动这再正常不过，不可能要求他们像八九岁的孩子一样，已经有一定自制能力。所以我通常会劝家长一句："孩子还小，爱动爱闹是很正常的，他不动不闹太过安静才可能有问题，所以别太担心，孩子好着呢，活泼又健康。"

如果我这时候不分青红皂白就给孩子开方子调理，赚着昧良心的钱，不但家长会因为孩子真的有多动症心理负担大，也会给孩子徒增烦恼，甚至影响他今后的成长与社交。因此，面对父母的这种过度紧张必须及时打消他们的顾虑。

可到了10岁左右孩子还有这些现象，就要考虑是多动症了。临床中，我们也确实发现最近多动症的小孩比较多，为什么多动症会突然增多，成了让人头疼的时髦病呢？我发现，多动症增加主要是吃出来的病。

现在，社会环境跟以往大不相同，家里大多都是一个孩子，而孩子面对的却是六个操心的家长，爸爸妈妈、爷爷奶奶、姥姥姥爷要求这个孩子每天照书吃饭，营养要丰富、全面，蛋白质、维生素使劲给孩子灌。有一天看到孩子不吃了家长就会急，追着赶着也得喂下去。结果呢，孩子脾胃有积滞，有积滞就产生热，最后导致心经有热了。

脾胃有热为何会影响到心呢？根据中医理论，心和脾胃之间是母子关系，子病犯母，母病及子，无论谁出了问题，另一方都要受牵连。心经有热导致心火旺盛，孩子就会表现出烦躁、易怒、夜惊、出汗，不听家长指挥等多动症状。所以，多动症的直接表现是心火旺盛，间接原因却是饮食不加节制。

对孩子不讲条件地宠爱导致孩子心火旺盛，多动症普遍增多。而临床上，成人心火旺的比例更多，因为成人在吃上往往也不加节制，暴饮暴食、饮食不规律，除此之外，成人和孩子相比还要多一层工作压力、生活压力的困扰。

2010年初，一次出门诊，临近下班时来了个穿得很体面的中年男病人，看上去有四十多岁。坐下之后，他就滔滔不绝地跟我讲起了他的病情："我有一个自己的工作室，手下管着一批员工，最近我觉得自己特别容易着急，动不动就批评下属。骂是骂了，可我心里其实也不好受，因为事后一寻思那些下属也没犯什么错。一开始我也不是这么难相处的人，和下属关系都还不错，可突然间一百八十度大转弯，员工见了我就想躲。您看我这是怎么了？"

爱着急，这是病吗？大多数人可能会说，他就是急性子，只能说性格稍微有点问题，应该不至于到病的程度。可他的急躁是突然之间出现的，在中医看来这就真的可能是病了。

继续诊病，发现他也有同样的情况——心火旺盛。你看他的舌头，舌尖一定是通红的，因为根据中医理论，心开窍于舌，舌为心之苗，心有了问题，舌上就会相应地有所反映，如果心火旺盛，表现出来就是舌尖红，甚至舌上生疮，口腔糜烂。

他为什么容易着急，这也是心火旺的一大表现。中医里的"心"，既是在胸腔中跳动的那颗心脏，被称为"血肉之心"；还可以用心来概括人体精神活动的功能，被称为"神明之心"。也就是说，中医所指的心既掌管着人体的血脉，也控制着人的精神状态。由于心属火，恶热，一些发高热的病人常常会烧得说胡话、心情烦躁，就是体内的热扰乱了心神。同样的道理，心火旺盛生出的内热也会扰乱心神，让人心悸心烦，甚至说胡话。

心火旺盛，究其原因不外乎思虑过多，或食用了过多的热性食物。继续询问，他的工作、生活果然存在问题。这突然冒出的心火，直接的导火索就是最近正在和某个公司谈的一场合作，能把这个客户签下来，他的工作室也将迈上一个新台阶，这次机会给他带来很大压力，对下属变得很苛刻；他平时应酬不断，在酒桌上谈下不少合作，可每天吃吃喝喝，也给脾胃带来巨大负担；此外，为了把工作室做出名气，他费了不少心，熬了不少夜，总感觉时间不够用，长期睡眠不足，过度疲劳慢慢拖垮了身体，久而久之就造成了心火旺盛。

　　看到自己容易着急是心火大引起的，他似乎并没有当回事，跟我说道："原来是心火大，这应该不是什么大毛病吧，裴大夫，是不是吃药去去火就行了？"

　　的确，老百姓着急上火似乎已经成了家常便饭，上了火就自己找些小偏方吃，譬如喝点菊花茶，吃点苦瓜降降火。但在中医里，"心"属于君主之官，比"脑"的地位还高，又因为它主管情感、意识，又被称为"心神"。生活中，谁还没有个情绪的变化，可动了心火，一般就是急症，像突发性的脑出血、脑血栓，急救不及时就会有生命危险。为什么有的人打个牌、吵个架就突然脑出血了，这都是突然间情绪急剧变化，心跳加快、血压升高，扰乱了"心神"。

　　听完我的介绍，这个病人的神情立马变了，一开始还满不在乎，现在马上紧张起来："裴大夫，那您得好好给我治治，后面还有很多工作等着我呢。"

　　其实，他现在的情况还不是特别严重，我之所以跟他讲这些事情无非是想让他重视起来，因为心火的问题光吃药还好不了，必须把自己的生活、工作都处理好，心态放平和，否则只是治标，无法治本。所以我必须随时给他浇浇冷水："看看，现在还在想着工作，即使现在给你去了心火，过不了多长时间心火又得起。要去心火，最重要的是让心静下来，你跟员工们着急，他们不是也有压力，有意见，还能让他们使出全力，团结一心吗？工作虽然重要，但也得按部就班，着急只会添乱，还可能把身体搞垮。现在必须改变一下你的生活环境和心态了，我们提倡什么？清淡的饮食，做一些和缓的运动锻炼身体，也舒缓一下心情，另外，工作要保持轻松，不能给自己太大压力。"

　　听完我的话，他的眼睛突然一亮，对我说道："您的话算是彻底让我醒悟了，我批评员工，不仅员工有压力，我自己也难受，真是里外不是人，这我得改。行，我记住了，以后少着急。"

因为他的病还不太严重，我最后给他开的方子非常小，只有两味药，这个方子甚至不用煎、不用煮，直接当茶饮喝就行。结果喝了一两个星期，再加上他也在努力地控制情绪、调整心态，情况慢慢就好转了，不再动不动就着急、发脾气。

这个方子非常简单，其中的两味药也很常见，如果发现自己有心火旺盛的现象，也可以自己制作一杯代茶饮，每天喝一点。

可是应该如何自我诊断是否有心火呢？心火其实有一个很好辨认的舌象，就是舌尖红。看到舌尖偏红再结合心火旺的显著症状，包括心烦易怒、口干、口腔溃疡、睡眠不安、尿黄、盗汗等，就可以进一步明确了。

不过这里有个症状要注意区分，肝火、心火都会有着急、脾气大，这说明肝火和心火都与情绪有关，但肝火的起因是郁闷、恼怒，心火的起因却是着急。此外，肝火和心火的症状也不一样：肝开窍于目，肝火会有口苦、眼睛发红的症状；心开窍于舌，心火会看到舌尖红。所以，一定要区分清楚，治疗时才更有针对性。

● 莲心麦冬饮

如果发现自己也有心火旺盛的情况，就可以喝这道代茶饮来清清心火。这道代茶饮叫莲心麦冬饮，其中用到的两味药就是莲子心、麦冬。用量是：莲子心2克、麦冬8克。不过，作为代茶饮，在克数上不用那么死板，多一点、少一点都没问题，只要把握好比例就行。

莲子心，味苦，性寒，无毒，具有养心安神的功效。虽然莲子心去心火效果好，可味道非常苦。但和它搭配的麦冬没有苦味，尝起来还很甘甜，和莲子心配合刚好能消减莲子心的部分苦味。

麦冬的作用，主要是养阴生津，润肺清心，心火旺会导致口干舌燥，喝麦冬就能有效缓解。如果嗓子不舒服、有咽炎，也可以单独含些麦冬在嘴里。

但要注意，莲子心去火作用显著却不能经常吃，因为莲子心泻的作用太大，吃的时间一长容易让人觉得心里发空，这就是火去大了。所以，以莲子心入药要懂得见好就收。

莲心麦冬饮

组成：莲子心2克，麦冬8克。

做法：泡水喝。

主治症状：心火引起的心烦易怒、口干、口腔溃疡、睡眠不安、尿黄、盗汗等。

注意：莲子心泻的作用大，容易让人心里发空，如果出现这一症状就要停止服用。

● 竹叶灯芯汤

可孩子有心火怎么办呢？莲子是苦寒药，苦寒败胃，孩子脏腑娇弱，吃完莲子，心火是降下去了，可孩子却不爱吃饭了，有时还会肚子疼。中医在治这个脏腑时，同时还要考虑另一个脏腑，因为各大脏腑之间相互传变，相互影响，把肺病治好了，胃又出了问题；胃病治好了，肝又受损伤了，因此必须兼顾。这就是中医博大精深的地方。

这里也有一道适合孩子喝的清心火的代茶饮，叫竹叶灯芯汤。这道代茶饮味道甘甜，不会伤脾胃。

灯芯草，味甘、淡，性微寒，具有清心降火、止血通气、散肿止渴的功效。

竹叶，味甘淡，性寒，具有清热泻火、除烦、生津利尿的功效。

这道代茶饮不仅能泻火，还能除烦，对小孩晚上爱哭、睡眠不安稳，都能起到很好的作用。

竹叶、灯芯草都是质量很轻的中药，所以，这道代茶饮用2克就可以。备齐两种药后，用清水洗干净，像沏茶一样，用开水一烫就做好了。

莲心麦冬饮、竹叶灯芯汤两道代茶饮，不苦的适合孩子喝，可以顾护脾胃；成人去心火就可以苦一点。我用药的经验是少用苦寒，这一点主要针对的是小孩子。成人用药，还是按照中医的用药原则，该苦就苦，该甜就甜。所以，对于成人来说，是苦口良药；对于孩子来说，就是良药不苦口。

竹叶灯芯汤

组成：灯芯草2克、竹叶2克。

做法：用清水洗净，放入碗中，倒入开水即可。

功效：清心火。

主治：心火引起的心烦易怒、口干、口腔溃疡、睡眠不安、尿黄、盗汗等。

调气养肝，越喝越香的五花汤

找大夫看病的病人，基本上一个个都是愁眉苦脸的样子，可是一旦看到病人满面春风地走进来，我知道他（她）一定带来了好消息——病快好了。

看到坐在面前的这个年轻女孩的高兴模样，我仿佛也受到了感染，笑着问她："月经是不是正常了？看看，脸上的色斑也不见了。"

女孩脸上的喜悦藏都藏不住，回答道："没错，裴大夫，脸上的色斑不见了，上两次来月经也都很准。"

这个女孩当时也就24岁，我还记得她第一次过来时的模样，跟现在相比可以说是判若两人。

第一次过来应该是四五个月之前的事情了。当时的她脸上没有任何表情，还有些郁闷，就是为了这脸上的色斑和周期糊里糊涂的月经。

按照她的说法，霉运来了，躲都躲不掉！一上来她就开始诉苦："裴大夫，我最近真是倒霉事一桩接着一桩，上赶着都来找我。其实我几个月前刚从深圳过来，想到北京闯一闯，谁知道事情没一件顺的，吃的不合胃口，房子不好找，工作也面试了十几次。在我快绝望的时候终于找到工作了，条件也还不错，可是进去之后发现压力不是一般的大，基本每天都要加班。几个月下来，我的身体就慢慢被搞垮了，您看看，脸上突然冒出两块色斑，最严重的是，我的月经原来很规律，现在不是提前就是晚到。唉，我真的是被折腾惨了，工作不能耽误，偏偏身体又不给力。"说完又重重地叹了口气，仿佛已经看透了世间百态，哪里像一个二十多岁的女孩。

我听她讲完，又问她："除了色斑和月经的问题，还有其他症状吗？"

"来月经的时候感觉肋骨这块地方会胀痛，而且平时还会感到胸闷，精神郁闷。"

"月经量是多还是少？月经颜色跟正常相比有什么变化？"

"月经量变少了，大概只有正常时的三分之一。月经颜色偏暗。"

说着，我又检查了她的舌象和脉象，舌质淡红，苔白，这说明体内有寒或气血不足；脉为弦脉，就像按在琴弦上，这种脉象多见于肝胆病、疼痛、痰饮等。

结合这些症状基本上就厘清了，也多亏她之前发表的一番长篇大论，让我了解了她的情绪状况，进而判断出她的月经不调主要原因在于肝郁气滞。

什么是肝郁气滞呢？

气在体内处于一种运动状态，气的运动就是气机。中医认为肝主疏泄，掌管着气的运动，通过疏通、调畅全身的气机，保证气机通而不滞、散而不郁。气机调畅，人的情志也会畅达，让人感到心情舒畅，既不会过度亢奋，也不会无故抑郁。然而，一旦气机失调，肝气郁滞，我们的情绪也会跟着失控，就容易发脾气、生闷气或变得郁闷，甚至经常想哭。

"女子以肝为先天"，这也导致女人极易出现气机失调、肝气郁滞的问题。

　　肝为五脏之贼，经常欺强凌弱。很多人生气后肚子会发胀，没有食欲，甚至还会导致胃痛、拉肚子，这其实是肝气郁滞，拖累了脾胃。肝气郁结，长时间得不到调治就会在体内生热化火，肝火又会"侵犯"肺，让人咳嗽不断。由于肝藏血，肝郁气滞还会影响血行，于是月经变得越来越不规律，不是提前就是延后，甚至还会导致闭经、不孕、子宫肌瘤等妇科病；肝气郁结影响了肝的疏泄功能，让人心情抑郁，脸上还会长出色斑，这就是中医常说的"肝斑"。肝郁化火，影响到脸上的皮肤，还可能长出痤疮。肝经从两乳通过，肝气郁滞还会导致乳房胀痛、乳腺结节等疾病。

　　这些症状看似毫不相干，但都是肝郁气滞带来的恶果。这个女孩刚开始听到也觉得难以理解，于是刨根问底地问出了其中的真相。不过找到原因也让她长出了一口气，说道："怪不得我之前用那么多祛斑化妆品都不管用，原来都没有解决根本性问题。"

　　没错，解决了根本性问题她身上这一通"毛病"就都迎刃而解了。所以，我的治疗思路就是帮助她疏肝解郁。

　　肝郁气滞多是由心情抑郁、精神受到刺激或有精神创伤史导致的，而肝郁气滞又会让情绪越来越糟糕，所以，肝郁气滞的精神调养非常重要。

　　精神调养关键在调整心态，保持心平气和，以一颗平常心来看待周围的事物。不要小看这种心态上的转变，它不仅能让人气血顺畅，还能抵御疾病，甚至比灵丹妙药还要神奇。虽然肝藏血，但心精才能生血，心平气和，心就能化血生津，促进血气正常运转。气血充足，人就会精神饱满，思维不乱。

　　我们也可以自诊一下，如果存在下面的问题就可能是肝郁气滞了。

　　肝郁气滞在精神方面表现为精神抑郁、神经衰弱、心情不畅等；身体方面表现为咽部有异物感，胸胁、小腹胀满且有窜痛等；在皮肤方面表现为突然出现色斑、痤疮。女性还会出现乳房胀痛、月经不调、月经紊乱、月经量少、痛经等症状。

　　女性朋友们如果自诊发现有肝郁气滞的问题，症状不严重治疗过程中可以喝些代茶饮帮助调理。这道代茶饮叫五花汤，由玫瑰花、菊花、凌霄花、代代花、红花五种花组成，每次抓上1~2克，代茶饮用。

　　其中不得不说一下玫瑰花，玫瑰花有柔肝疏肝、行气活血、醒脾悦胃的功效，它的疏肝理气作用能帮助解郁，活血散瘀的作用能帮助调经。女性在月经前期或月经期间肝郁气滞，常常会情绪不佳、心情烦躁、脸色暗淡，甚至痛经、月经量少，这时就可以喝些玫瑰花茶帮助调理气血，让月经规律起来，同时美容养颜。但要注意，月经量过多的人最好不要饮用，以免让月经变多。

　　菊花味辛、甘、苦，性微寒，是入肝经的，有疏散风热、清肝明目、平肝阳的功效。凌霄花性寒，味甘、酸，归肝、心经，是一味活血化瘀药，主要用于妇女闭经、痛经等症。代代花味甘苦，性温，入肝经，有疏肝理气的功效。红花味辛，性温，能够活血通经、散瘀止痛。

　　这五种花加在一起具有疏肝解郁、活血补血的功效，女性常喝还有助于养颜美容。但也不要不间断地喝，可以在出现肝郁气滞的症状时喝上一段时间，症状消失就可以不再喝了。

五花汤

　　组成：玫瑰花、菊花、凌霄花、代代花、红花各1~2克。

　　做法：代茶饮，冲茶。

　　功效：疏肝解郁，活血补血，女性常喝养颜。

　　禁忌：因为方子里大都是活血的药，所以月经量较多的妇女和孕妇不能服用。

一块土坷垃治好了拉稀

桌上一张泛黄的牛皮纸，上面堆着一小堆类似黄土的土块儿。我的徒弟站在桌子前已经盯了它半天："裴老，这就是您要教给我的秘招，这不就是一堆土坷垃吗？"

我意味深长地一笑："也可以这么说，这的确是土，但不要小瞧它，关键时刻还要靠它来救命。"

我这位徒弟姓秦，在一家基层医疗单位上班，结果机缘巧合之下却成了我的"半个徒弟"。

那大概是在1997年，他的孩子才七八岁，因为生了一场重病找到了我。我看孩子病得不轻，就对他说："孩子的病比较重，恐怕要在我这儿治疗一段时间。如果你要真想让我看，就每周来一次。"

结果，他抱着孩子每周都过来一趟，一直调了半年时间孩子的症状才痊愈。接触的时间长了，他在候诊时就在旁边观察我看病，看到我治病很有疗效竟然萌生了要和我学医的想法。

我当时在北京儿童医院工作，按照医院规定不能随便收徒弟，可看他态度很诚恳，也很有心，就一直让他站在我后面观摩学习。

没想到他非常有耐心，一站就是七八年。他住的地方在四十多里外的农村郊外，可只要我出诊他就骑着自行车过来，风雨无阻。学了七八年之后，我看他基本的医理、开方学得差不多了，便打算教他一些秘招："现在，常见病、多发病你已经治得不错了，今天我再教你一个治久泻的秘招，你要记好了。"

我把这味治久泻的中药摆在桌子上，他却露出一副疑惑的表情，一堆土怎么就成了治疗久泻的秘招，还成了在关键时刻救人一命的良药呢？

这不起眼的一堆土实际是一味中药——灶心土。

宋朝时有一个大名医叫钱乙，作为中国人大概90％以上都知道的六味地黄丸，就是他发明的。他还被后世尊称为儿科的鼻祖。儿科是一个极具挑战性的学科，钱乙却在儿科中闯出了一番名堂，比如通过看孩子脸上的颜色他就能大致推断出得了什么病。由此可见钱乙在中医界的地位。

最初钱乙只是在民间小有名气，真正让钱乙声名大噪、获得官方认可，还要缘于一次给皇帝的儿子看病的经历，而当时正是灶心土这味药起了大作用。

北宋神宗年间，当朝皇帝宋神宗的小儿子突然得了重病，抽风不止。神宗平时最宠爱这个儿子，看到儿子一病不起在旁边急得像热锅上的蚂蚁，身边虽然有一群太医，可太医们怎么治都不见效果。宋朝不比现在，孩子的成活率非常低，皇族虽然占尽有利条件却也不能例外，神宗原本有14个儿子，却有6个不幸早夭。所以，自从这个最喜欢的儿子得重病之后，他每天都提心吊胆，害怕悲剧重演，又让他经历失去爱子的痛苦。

神宗的姐姐知道侄子得了重病自然也很着急，她忽然想起自己的女儿曾经泻疾严重，还是一个民间大夫给治好的，于是赶紧进宫献策："我知道一个叫钱乙的大夫，医术非常好，不久前我女儿生病就是被钱乙大夫治好的，不如让他来看看。"

神宗见太医们毫无办法，只能先让钱乙来试试。钱乙进宫一看，小皇子果然抽风抽得厉害，病得不轻。一番诊断之后，钱乙对神宗说道："小皇子是脾胃虚寒，可以用黄土汤温补脾胃。"

神宗不懂医术，见钱乙开出方子，赶紧让侍从去煎药。可当时站在身旁的太医们却是满脸怀疑，有的甚至还小声嘀咕，小皇子得的是抽风，和黄土汤怎么挨得上？太医们当然知道黄土汤是怎么回事，这是东汉医圣张仲景的一个方子，主要治疗脾气虚寒引起的便血。不过，里面的黄土可不是随便在地上抓起的一把黄土，它用的正是灶心土。

什么是灶心土呢？灶心土这味药的制法非常独特，取自灶膛中常年被草木烧灼的黄泥。古代和现代的农村都是用锅台做饭，砌灶时灶膛内会糊上厚厚一层黄泥。草木常年燃烧，里面的黄泥也就烧焦了，挑出这些黄泥，刮掉表面一层焦黑的部分和没有被火烧透的部分，剩下的就是长年经受火焰的炙烤已经变成红褐色的灶心土。在黄土汤中，灶心土是最主要的一味药，必须先用灶心土煎水，再用这水去熬剩下的中药。

钱乙要用黄土汤治抽风，太医们想破脑袋也看不出其中的思路。可他们又找不出治病之法，就算怀疑甚至出言反驳也没有依据，于是都在等着看钱乙的笑话。结果，小皇子服用一剂药后就有了起色，连服几剂后竟然好了。

其实，神宗最初也不看好钱乙，宫中太医都是精挑细选出来的，难道还比不上一个民间郎中？如今亲眼看到儿子痊愈不禁大喜过望，询问钱乙："黄土汤怎么就治好了这个病呢？"

钱乙躬身回道："太医们其实已经治得差不多了，我用这黄土汤不过是在此基础上又加了把劲儿而已。"

小皇子主要症状是抽风，但抽风是体内的风邪在作祟，这风邪从何而来呢？钱乙认为各种原因导致的呕吐腹泻长时间得不到治疗就会造成"脾虚生风"。根据中医理论，脾主四肢、肌肉，脾虚时运化营养物质的功能就会降低，没办法濡养全身，四肢、肌肉缺失了这一濡养就会出现类似抽风的症状，这就是脾虚生风的道理。

钱乙看到小皇子面色苍白、拉稀不止，甚至还便血，这都是脾胃虚寒的表现，抽风实际是长期腹泻、脾胃虚弱导致的结果。于是，钱乙在治疗时便重点强调健脾养胃，先用温补脾胃的黄土汤把脾胃养好，让小皇子不再腹泻，抽风的症状自然就会随之消失。

钱乙的回答给太医们留有很大余地，给足了太医们面子。神宗看钱乙不仅医术好，还很谦虚，再加上爱子痊愈后的喜悦之情，最后竟然让钱乙做了太医院的太医丞。太医丞是什么职位呢？相当于太医院的副院长，钱乙直接当上了太医院的二把手，由此可见神宗对钱乙的重视。

我这"半个徒弟"听我讲了半天故事，不禁大叹其中的玄妙，也勾起他学习的劲头，赶紧问道："裴老，看来这堆黄土块的确不简单，您再仔细给我讲讲应该怎么辨证、怎么用药。"

最后，我这"半个徒弟"把这个药方治拉稀的精髓学到手，回到他所在的单位还成立了一个专科门诊，专门治拉稀，一年下来治好了不少拉稀的病人。他的名声也传了出去，不管是原本就认识的，还是听别人提及的，都来找他治，非常灵验。因为他姓秦，当地人有拉稀就找他，他也因此得了一个外号——秦拉稀大夫。

为什么灶心土治拉稀有如此好的疗效，甚至成为一大秘招呢？看看灶心土的功效就知道了。

从中医角度来讲，腹泻主要跟脾胃有关。脾气虚、生病后吃了寒凉性质的药或食物、饮食不规律、过度疲劳等都会伤脾，脾具有运化作用，一旦运化能力不足，水液就会积留在体内，肠内水分过多又会加速肠蠕动，导致腹泻及大便溏软。此外，食物在胃里消化或吸收不彻底也会导致腹泻。所以，治疗腹泻一般都会从脾胃入手。

根据医书记载，灶心土味辛，性微温，具有温经止血、温中止呕、温脾止泻的功效。脾胃代表着人体的"中宫"，灶心土能够温补脾胃，治疗脾胃虚寒有独特的疗效。所以，用灶心土治腹泻效果是最好的，尤其是治疗持续很长时间的腹泻，效果更好。

而我用灶心土治拉稀还有一个很家常、很简单的用法，每天把它当粥喝就能治病。说到这一用法，还要源于一次给外国人看病的经历。

这个外国人是中国女婿，娶了咱们中国人做老婆。他的妻子有一些妇科病，经常过来找我调。一天，她把这个外国老公也带了过来，说："我们这先生就是大便溏软，稍微遇点冷，吹吹空调就拉稀，因为他工作很忙，一直也没时间治，可这拉肚子却没少让他受罪，让他非常苦恼。"

我看他畏寒症状明显，大便溏软，四肢有些冰凉，舌苔偏白，这些都是典型的脾胃虚寒的症状，心里已经有了底，要治他的拉稀也得从调理脾胃入手。可这个外国人能喝得下苦中药吗？我很担心这一点，虽然能对症开出方子，可如果他吃不了中药也是白费工夫，于是提前问了一句："我给你开一个方子，你能吃中药吗？"

果然，这外国人赶紧摆摆手，带着蹩脚的汉语说："大夫，中药我吃不了，太苦了，而且我平常太忙了，也没时间吃。"

我又跟他开玩笑说："那你吃早餐吗？"

他说："早餐当然是要吃的。"

"这样吧，我给你弄一个灶心土粥，你每天就喝这灶心土粥，怎么做呢？"我开始给他讲具体做法，"取30克灶心土放到锅里煮开，然后过滤一下，只要过滤后的清水，再用这个水煮小米，每天早晨喝一碗粥当早餐就可以了，先喝一个星期试试看。"

听说吃早餐就能治病，两个人高高兴兴地回家喝这道别有风味的"土粥"去了。一个星期之后，他的妻子兴奋地打电话告诉我："裴老，没想到喝这个灶心土粥还真有效果，太令人惊奇了！现在我丈夫吃凉的也没有问题了。"

于是我又嘱咐她，让她丈夫再吃上一周，等症状好了就不用再吃了。

灶心土治拉稀的家常用法就在这个故事里了。方法就是：取灶心土30克煮水，只取清水用来煮小米粥。脾胃虚寒、经常拉肚子的病人，平时可以喝这道灶心土小米粥来调养一下。

我不仅教出一个"秦拉稀大夫"，现在我也把灶心土治拉稀的精髓公布出来，学会了这个简单的小方子，或许你也能成为"张拉稀大夫""李拉稀大夫"。

灶心土粥

组成：灶心土30克，小米适量。

做法：灶心土放到锅里煮开，过滤一下，只要过滤后的清水，再用这个水煮小米。每天早晨喝一碗粥当早餐，症状消失后就可以不再喝。

主治：久泻、腹泻。

橘皮竹茹汤轻松去口臭

我有一个小病人，每次都是他父母带他过来。看了几次以后，有一次又来了，可看完小病人，他的父亲说："裴大夫也给我看看吧。"说着，他就抱起刚看完病的孩子，坐到了桌子前。

我看这人长得人高马大，身体壮得像牛似的，就问："身体看上去不错啊，你还有病？"

他摸了摸头，无奈地说："裴大夫，我真有病。"

我问："身体怎么了？"

他有些不好意思地说："口臭。"

口臭，其实是很常见的一种问题，站得近，经常能闻到对方口中发出的"醉人"异味。这时，除非是很亲近的人，别人根本没办法当面指出来，否则气氛立马变尴尬。而且，有口臭的人通常自己是闻不出来的，或者有少量的味道，也被鼻子的嗅觉主动屏蔽了，让人在毫无所知的情况下成了"公害"。所以，口臭往往是身边的人遭殃。

果然，当时他的爱人就站在旁边，立刻插嘴说道："哎呀，臭味特别大，每天早上起来都不能跟他靠近，连他的儿子都不愿意让他抱，所以，不仅他苦恼，我们也苦恼。"

我让他伸出手来，给他号了号脉，再一看舌苔，心里就有数了。他就是典型的黄厚腻舌苔，说明身体里有热，而口臭又直接跟脾胃挂钩。在确诊之后，我跟他说："你就是胃热，口臭是胃热引起的，我给你开一个小药方，你吃吃看看。"

我给他开出的方子就是橘皮竹茹汤。方子很简单，就是用竹茹、橘皮这两味中药泡水喝，如果有时间也可以煮一煮喝。大概一周之后，这病人复诊时告诉我情况已经好了很多，原来没法接触人，喝完这汤口气减轻了不少。

其实，橘皮竹茹汤是一个古方，最早出自医圣张仲景的《金匮要略》。张仲景所用的橘皮竹茹汤里还有其他几味药，包括生姜、甘草、人参等，他最开始是给孕妇止吐用的。

张仲景是东汉末年著名医学家，他曾经在长沙当太守，除了忙于公务外，很喜欢到民间走访。

张仲景自幼学习医学，也醉心于医术。为了给百姓看病，也多接触百姓，丰富临床上的经验，他选定每月初一、十五两天在公堂上给百姓看病。张仲景由于医术高超，深受百姓爱戴。后来人们为了纪念他，就把坐在药铺中看病的大夫，都叫成了"坐堂大夫"。

有一次，张仲景和随行的官员私访，途中走进了一户农民人家。在东汉时期，太守大致相当于一市之长。这家人看到太守突然到访，既震惊又感到惊喜，毕竟也算一件荣耀的事情。他们不敢怠慢，杀鸡、割肉，一阵忙乱，给太守准备了一桌丰盛佳肴。

吃饭时，太守跟农民聊起了天，问了问家常和田间耕种的一些情况。可吃得正高兴的时候，这个农民的妻子突然一阵作呕，没有忍住，竟然当着宾客的面呕吐起来。随行的官员大都是攀高踩低之流，见此，上来就是一顿怒斥，说她这是对朝廷官员大不敬，甚至叫嚣着要治这妇人的罪。

农民哪里见过这样的阵势，面前的可都是朝廷官员，根本不敢得罪，于是赶紧跪到地上，连连向太守告罪。农民的妻子见自己闯了祸，也赶紧跪下来，可因为肚子太大，动作有些缓慢。原来，这农民的妻子身怀六甲，孕吐反应很大，所以才不受控制地在太守面前大吐特吐起来。

张仲景见这位妇人要下跪，赶紧拦住，说："罢了，这根本不碍事！"

谁知，没过一会儿，妇人又呕吐了起来。张仲景等妇人缓过劲儿，把她让到座位上，问道："怀孕多长时间了？"

"刚刚六个月。"

张仲景见孕妇孕吐反应这么大，给她把了把脉，看了看舌象，发现也是胃热的症状。胃热病人最忌油腻，会加重脾胃的负担，再加上这妇人正在怀孕期间，对气味等相当敏感，所以，面对满桌子大鱼大肉，稍吃一点就会恶心、犯呕。随后，张仲景根据这妇人的病症开出一个方子，有竹茹、陈皮、人参、生姜等中药。

这就是张仲景第一次使用"橘皮竹茹汤"的故事。

这剂橘皮竹茹汤，具有益气清热、和胃降逆的作用，主治胃虚有热、打嗝、干呕等症。方子里，橘皮具有理气和胃的作用，竹茹能够清热降逆，两味药搭配能够清热安胃，合为君药。生姜被称为呕家圣药，止呕效果非常好。人参、甘草、大枣起到辅佐作用，能够补气。

能够流传下来的经典古方，临床效果可见一斑，就像六味地黄丸，已经用上千年时间，所以中医大夫会借鉴古方的思路。但好的中医大夫绝不是墨守成规，一成不变，必须根据症状进行加减变通。因为那个有口臭的病人主要是胃热，最后，我只保留了两味药，一个是竹茹，一个是橘皮。

如何判断胃热呢？前面提到，胃热会表现出明显的口臭症状。此外，拿出一把小镜子照照自己的脸，如果有口舌生疮、脸上生痤疮、鼻唇沟有油、舌苔厚腻或大便干燥等症状，就能判断属于胃热了。

如果热邪侵袭人体导致胃热；或饮食习惯有问题，譬如经常喝酒，总是吃辛辣、油腻、过甜、口味过重的食物；或体内出现气滞、血瘀、痰湿、食积等问题，都会郁结化热，引发胃热。这时就可以喝点橘皮竹茹汤。

竹茹，听名字可能觉得有些陌生，实际上，竹茹就是竹子中间的那一层。刮去竹子最外面、质地较硬的一层绿皮，露出里面青白色、质地娇嫩的部分，再一条条刮下来，阴干，就是中药竹茹了。

辛凉派清胃热有它的特点，也有专用的药，竹茹就是其中之一，因为它专清胃府里的热。孔伯华老先生治胃热就善用竹茹。

竹茹，味甘，性微寒，具有清热化痰、除烦、止呕的作用。竹茹为青白色，越接近皮的地方颜色越绿，随后颜色逐渐变浅变白。而要清胃热，最好选偏绿色的青竹茹。胃口不舒服，上火有内热了，有大便秘结等症状，就用青竹茹。

竹茹还善治呕吐。胃热严重，有时吃了就吐，没食欲，腹部胀胀的，这时就可以用竹茹来缓解。而且，竹茹的优势还在于孕妇也可以吃。孕妇孕吐反应大，但孕期又极敏感，吃错药就可能对胎儿不利，这时用竹茹则有特效，比一般的药都好，所以孕期呕吐用竹茹效果最好。

竹茹带有竹子的清香，药性清凉，是清热、止呕最好的特效药。一般，鲜的、嫩的、绿的，也就是刚从竹子上刮下来的效果更好，它的芳香有助化湿，清凉作用也较强，而干的力量就会差一些。但北方不好买到鲜的，到药店买到的都是干的，丝状团成了一球，像线团，或者是片状，被扎成了一束。虽说干的效果差，可仍然有效果，否则竹茹这味中药就成南方的专属用药了。

橘皮，也叫陈皮，是一种很平民且经常用到的中药。橘皮可以去药店买，或者把家里吃橘子剩下的橘子皮，用剪子剪成丝，阴干，储备在密封罐子里，随时取用。

橘皮，味辛、苦，性温。在中医看来，橘皮有很多用途，最主要的就是理气调中。橘皮的温有助于行气，帮助气运行于全身；辛具有发散的作用，能把邪气驱除出体内，道理就像我们感冒时喝碗姜糖水，帮助身体发汗驱寒，感冒就会好很多；苦能燥湿、健脾行气。因此，橘皮具有三大作用：一是导出胸中的寒邪，二是消除身体内被阻滞的气机，三是益脾胃。这三大作用一发挥出来，脾胃最受益。

中医常说，脾为生痰之源，肺为贮痰之器，而且脾主运化，所以，脾胃功能正常就能够去湿、健脾、化痰。从这一点来说，橘皮的药性，发挥余地是很大的。

不过有一点需要说明，新鲜的橘皮是不可以入药的。因为中药的作用在于气味，而新鲜橘皮的药气强烈，含有一种叫做挥发油的成分，具有一定刺激性，可能会产生一些副作用。而橘皮储存的时间越长，这种成分向外发挥出去的越多，它的药效就越好。所以，橘皮在中药里才叫陈皮。

不过，陈皮也不是越陈越好，因为陈皮归根到底是一种植物，是有保质期的，如果储存方法得当，的确可以让陈皮保存几十年，可这对储存环境的要求太过苛刻，家庭中很难办到这一点，储存时间长了反而会丧失它的药效。所以，一般用药，放置1~2年的橘皮比较适合。为了追求更高的药效，花大价钱去买几十年的陈皮，这根本没有必要。

● **橘皮竹茹汤的用法**

这道橘皮竹茹汤，最终只保留了竹茹和橘皮，因为竹茹搭配橘皮，一温一寒，温清相济，能够和胃降逆，清胃热非常巧妙。胃热一清，口臭也就消了。此外，脸上长痘痘，口腔溃疡，不停打嗝，胃热引起的大便干燥等症状，都可以通过橘皮竹茹汤来缓解。

那么，这橘皮竹茹汤该怎么用？很简单，准备竹茹10克、橘皮10克，放在锅中煮一下或者用热水沏一下，每天代茶饮就可以。一般喝上五六天，胃热就能清。

但要注意，因为橘皮竹茹汤有一点微寒，久喝还容易导致轻微的肚子疼，如果脾虚、脾胃虚寒，容易大便溏软，尽量少喝或者不喝。

而且，在喝橘皮竹茹汤时也要注意忌口，这也是关键所在。俗话说，病从口入，细观现代人容易得的那些病，很多都是吃出来的病，晚上的夜宵不断，极端的肉食主义，零食、饮料无所顾忌，从小了看是贪吃，往大了看就是贪婪，从不懂得为身体付出。而你的身体从来都是公正的，不可能让你予取予求。胃热大多是吃出来的热，一旦表现出明显症状就要注意清淡饮食了，然后才能结合清胃热的橘皮竹茹汤，很快见效。

橘皮竹茹汤

组成：竹茹10克，橘皮10克。

做法：放在锅中煮一下或者用热水沏一下，每天代茶饮。一般喝上五六天，胃热就能清。

主治：口舌生疮、脸上生痤疮、鼻唇沟有油、舌苔厚腻或大便干燥等胃热症状。

注意：橘皮竹茹汤有一点微寒，久喝还容易导致轻微的肚子疼，如果脾虚、脾胃虚寒，容易大便溏软，尽量少喝或者不喝。

绞股蓝西洋参，速效养肺茶

我曾经接诊了一个病人，得的是脂溢性脱发。这是个小伙子，二十多岁，可是一看头发，大概只有正常人发量的一半，非常稀少。为了重新拥有浓密的头发，他不知道用过多少方法，可头发似乎是铁了心要离他而去，一点都不留恋。

为此，这个小伙子很焦急，他告诉我："我脱发已经有三四年时间了，眼看着头发越来越少，有时候我真想一狠心剃个光头算了。现在年纪轻轻就快要秃头了，影响的不只是我的形象，我还变得非常自卑，平时能不出门就不出门。裴大夫，您看看我这头发到底是怎么回事？"

脂溢性脱发属于现代医学的说法，大多是由于遗传基因导致的雄性激素分泌过旺引起的，一般在20岁开始发病。

而中医对头发有不一样的认识。中医里有"发为肾之华""发为血之余"的说法，认为头发跟肝肾关系密切，因为头发的生长状况正仰赖于肾气和肝血。

首先，"发为肾之华"，也就是说肾就是头发的生机之源，头发就像肾开出的花朵，是肾功能的外在表现，而肾又主黑色，因此，头发黑说明肾也不错，头发枯黄则可能提示肾有些问题。肾也影响着头发是否滋润、有光泽。根据中医理论，肾藏精，而精又能生血，毛发拥有了足够的精血滋养就会粗长且润泽。所以，当衰老或肾气不足时，由于精血日渐变少，毛发就会变白、脱落，甚至干枯易断。此外，肝藏血，"发为血之余"，只有肝不出问题，毛发才能顺利得到血的滋养。所以，肝血充足，头发才又多又好；肝血虚亏，头发就会枯萎、稀少或脱落。

精血同源且相互滋生，因此头发生长过程中出了问题和肝、肾有直接的关系。中医治疗脱发也一般都会从肝肾两虚、气血亏虚上找原因。可是，仔细观察这个小伙子，我发现从这条思路去治似乎走不通。

我看到他头发和脸上出油很多，脸色苍白，没有什么光泽，给人一种精神疲惫的感觉，我问他："你还有什么其他明显症状吗？"

"平常总感觉浑身没劲，稍微运动多一点就喘不上气。"这个小伙子回答的声音也有气无力。

"是不是还很容易出汗？"

"有点。"

我看了他的脉象，脉的表现弱而无力，舌象为舌淡，苔薄白。这都提示气血两虚。再结合他气短、乏力、声音低沉无力、自汗、皮肤出油多等症状，我发现他现在的主要问题其实是肺气不足，影响了肺的宣发、肃降功能。

食物入胃，最终会转化为水谷精微等营养物质，再由脾输送给肺。肺有宣发和肃降两大功能，把水谷精微中清的部分向上、向外宣发出去，滋养皮肤、毛发，而其中油脂类等浊的部分则被向下肃降，去滋养其他脏腑。如果肺气不足，也就是肺的功能有了问题，肃降、宣发秩序混乱，那么浊的部分就会跑到上面，导致脸上、头皮出油严重，毛囊被过多的油脂阻塞，与此同时，头发又无法得到原本的营养，就可能引起脱发。

肺主呼吸，主一身之气，肺有宣有降才能让气道通畅无阻，让呼吸均匀、顺畅，维持身体内外的气体交换，使气血津液散布全身，濡养各大脏器组织；才能使没有用处的水液通过膀胱排出体外，杜绝水湿痰浊等后患。如果肺气的宣发和肃降被破坏，导致肺气不足，呼吸功能就会减弱，甚至引发全身性的气虚，让人疲倦无力、气短、自汗等。

所以，我告诉这个小伙子："你的脱发其实是肺气虚引起的，所以我接下来的治疗最主要的就是益气宣肺。"

见我找到了脱发的原因，我看见小伙子的眼睛突然一亮，可是这种神采一闪即逝，很快就黯淡下去。想必，这一路治疗过来，他最初一定是满脸兴奋，认真对待每一次治疗，但看着头发越来越少，治来治去都不见效果，他对痊愈的信心也被彻底打压下去，之所以没放弃，或许也是想趁着没有完全掉光之前再给自己争取点时间。所以，在没看到疗效之前，大夫无论说什么他或许都提不起精神。

看到他这副模样，我也意识到这次的治疗是多么重要，他那被打击得摇摇欲坠的希望可能随时都会坍塌。于是我告诉他："我给你开个方子，你回去正常吃药，放心，一个星期你就能看到效果，一定会有改善。"

见我这样说，他点了点头就去抓药了。七天之后，他准时过来复诊，我看到他脸上虽然仍然看不到光泽，但眼睛里已经有了神采，不像第一次来时两眼无神，一点年轻人的朝气都没有。我知道这样的改变是好兆头，笑着问他："情况是不是有所改善？"

小伙子终于露出了笑容，说道："是的，裴大夫，虽然头发没见多，但我能明显感觉到头发出油的情况减轻了不少。"

"你也看到了，现在的治疗思路是对的。所以，接下来就靠你了，头发可不是短时间就能长出来的，必须坚持下去。"这一番叮嘱，我是想让他对接下来的治疗提前做好心理准备，也让他充分重视起来。

头发的问题不可能短时间就见到效果，他也不可能长期吃中药，所以见到出油多、气短、乏力等明显的症状都已经消除后，我开始让他喝一道代茶饮，帮助益气补肺。这就是一道非常简单的绞股蓝西洋参茶。

每次取绞股蓝茶3~5克，西洋参3~5片，用沸水冲泡，代茶饮就可以。

其中，绞股蓝味苦、微甘，性凉，归肺、脾、肾经，具有益气健脾、化痰止咳、清热解毒的作用。绞股蓝通常用于降三高，但其实它补气的作用也非常强大，去高原的人前一个月开始喝绞股蓝，就能有效避免高原反应。平时喝些绞股蓝茶往往就能提高人体的免疫力，补足身体某部分机能的虚弱。

西洋参性寒，味苦、微甘，归心、肺、肾经，具有补肺气、益肺阴、清虚火、生津止渴的功效。秋冬两季适宜进补，但像人参等大补元气的药物很可能就把人补上火。西洋参却能平补身体，不至于补到上火，分寸把握得非常好。

除了继续益气宣肺外，我又给他制订了生活上的调理方案。

根据中医理论，白色入肺，所以食补的话可以多吃些白色的食物，如白豆、银耳、山药等。除此之外，也可以多吃些百合、鲜藕、猪肺、海蜇、柿饼、枇杷、荸荠、无花果等清肺补肺食物。

当然，肺气的强弱和生活习惯也有很大关系，要养肺气也必须注意生活习惯问题。譬如经常熬夜、抽烟等，这些都会导致肺气弱；生活环境中污染较重，也容易侵袭肺部，影响肺的正常功能。因此，要保证肺气充足，一定要摒弃不良的生活习惯，远离不健康的生活环境。

此外，养肺气也要重视情绪的问题，尽量保持心情愉快、开朗、乐观。因为过悲则伤肺，情绪过于悲观、抑郁也会使肺气郁滞，导致肺气不足。

这个小伙子按照上面的调理方法执行，结果三个月后过来，惊喜地告诉我头上已经开始长新头发了。再看他整个人的精神状态，已经大不一样。这就是让大夫倍感欣慰的时刻，只要找到了症结，有了一个好的开头，后面就会惊喜不断。

平常我们也可以自我诊断一番，看是否有肺气不足的表现，如少气乏力，稍微运动就气喘吁吁；抵抗能力下降，容易感冒，身体怕冷；遇寒冷容易发作鼻窦炎；皮肤干燥、皱缩、瘙痒或出油，舌淡苔白。如果有这些表现都可以按照上面的方法进行调理，防患于未然。

肺气虚不仅会导致以上症状，肺气不足引起的肺功能失调，还会牵连各大脏腑的功能，让身体每况愈下。因此，自诊到肺气虚的问题，一定要及时补肺气。尤其在冬春或秋冬季节变换时，气候干燥，忽冷忽热，一定要格外注意补肺润燥。

绞股蓝西洋参茶

组成：绞股蓝茶3~5克，西洋参3~5片。

做法：代茶饮。

功效：补肺益气。

禁忌：脾胃虚寒的人要少喝。

"苁蓉"补肾的秘诀

2005年，有一个病人专门从内蒙古满洲里赶过来看病。这是一个身材高挑的女人，可是身体却又干又瘦，一点儿肉都没有，感觉一阵风就能把她吹跑。

由于身体消瘦，身体比较虚，她看上去也没什么精神，有气无力地跟我说道："裴大夫，我是特地从内蒙古赶过来的，您看我这身体，我的身高有一米七，但体重才刚到80斤。身边的朋友们都为减肥愁，可我却为瘦发愁。长胖了，狠狠心就能瘦下来；可是我不管吃多少都胖不起来，真的是比减肥难多了。"

我看她面色泛黑，黑里又泛着黄，了解到她有些怕冷，不想吃东西，又让她伸出舌头，发现舌大胖嫩，色淡，舌苔水滑。这都是肾阳不足的表现。于是我告诉她："从你的症状来看主要是因为肾虚，肾阳不足。肾阳不足，身体的'火力'就差，所以你会畏寒怕冷，而脾胃缺了这把'火'就没法消化营养了，所以你才不想吃东西，也总是长不胖。"

西医的肾脏是实实在在的，就是俗称的腰子，主要生理功能就是造尿，肾脏出问题就可能得尿毒症。但中医里的肾并没有具体所指，却是个管得极宽的主儿，包括生长发育好不好、消化好不好、精力是否旺盛、脑袋聪不聪明、呼吸是否深入、听力是否敏锐、骨头是否强壮、牙齿是否坚固、头发是否乌黑、性欲有没有问题、排尿是否有异常，甚至下一代的子女能不能到来。你也可以自测一下，如果答案全是肯定的，说明肾还不错；如果答案全是否定，很可能就有肾的问题。

正因为管的事情太多，所以，中医里的肾是人体最重要的部位，被称为"先天之本"。一个人出生之前的底子好不好，出生之后的身体是不是够强壮，都是由肾说了算。

我时常会碰到这样的病人，如果我告诉他耳鸣、水肿、骨头疼等是肾的原因，说明肾有问题时，这个人也许会说："大夫，我检查过肾，检查结果很正常啊！"其实，很多人都不知道，中医里的肾和现代医学所说的肾根本不是一回事，大部分人只了解西医的肾。这也是让我忧心的地方。不只是人们对中医认识的不足，也是人们对身体知识的欠缺，忽视了对肾的保养与关注。

这个病人显然也有些莫名其妙："裴大夫，消化不好也是肾的问题？脾胃不是才管消化吗？"

我只好跟她解释："脾胃当然是重要的消化器官，但消化也离不开肾的作用。肾阳就像一团火，能够温煦脾胃，促进食物消化。这样说吧，胃就相当于煮饭的锅（胃是收纳食物的器官），脾就相当于做饭的铲子（脾有运化的功能），光有这两样能做成一顿饭吗？是不是还需要火呢？而这火就是肾阳提供的。你看缺了哪一个都不行，火不强，食物就没办法消化。"

"原来是这样。"

病人虽然听懂了肾和消化的关系，但按照这样的治法到底有效果吗？我想这个病人应该还有这样的思虑，所以看上去并没有多信服。于是，我就提笔开出一个方子告诉他："因为你在内蒙古，跑来跑去不方便，这个方子你可以先吃上一阵，半个月左右给我打一次电话看看情况。"

最后，病人吃两个月后回来了，满脸高兴："裴老，您真的太神奇了！您看看，我已经长了七八斤。其实，我之前在当地中医院也看过，拿着您的方子去那里抓药的时候，曾经给我看过病的中医看了您的方子，他告诉我，您开的方子就是在调肾、补气血、开胃，这些药他们也都有，可唯独没有一味药。所以，还是您治病好，凭这一味药就治好了我的病，您还得继续给我用这味药。"

看到她的情况好转了很多，人也慢慢养起来了，于是我又重新调整了一下方子。

春节后，这个病人又过来了。距离上次看到她应该已经三四个月了，当她出现在我面前时我差点没认出来。那时的她已经和正常人没什么区别了，不胖不瘦刚刚好，而且精神也很足。我看她气色这么好，开玩笑说："怎么，还想继续长胖。再来调一调？"

她笑了笑说："裴老，我这次可不是来看病的，而且我现在也没必要再治了，这个状态刚刚好。平时，还会和同事、邻居一起跳舞。"

她这次来是干吗呢？原来，她这次是把他们家亲戚给介绍来看病了。这样一来，从肾治身体消瘦的方法也得到了验证。

话说回来，之前她提到的那味药到底是什么呢？这味药其实是沙漠人参——肉苁蓉。在我给这个病人开的方子里，它还被当成了君药，用量也非常大。所以，这肉苁蓉的确是一味好药，我在开方子时很爱用这味药，也善用这味药。对于那些体质虚弱、久病的病人来说，效果非常好；此外，对于肾气不足的病人，我也会经常给他们开这味药。

除了开方治病，肉苁蓉也是我自己应用的养肾秘方。我们家有个大罐子，里面常备着一种酒，到了冬季该养肾的季节我都会喝一点。从五六十岁时开始喝，几十年坚持下来肾也就得到了保养。而这道补肾药酒里，就漂着一棵肉苁蓉。

每到冬季就喝补肾药酒，这是我常年保持的一个习惯，当然这里有一个前提，每天不超过一两，点到为止。所以，我喝酒并不是为过酒瘾，而是为养身。

我们知道，血停滞在一处就会瘀，出现坏死，这些瘀血对身体伤害很大，会产生疼痛、大出血或瘀积在五脏六腑。道理就像城市里的几条路被堵住了，长期得不到疏通，各个城区的秩序立马就乱了。人的衰老也和瘀血密切相关，甚至可以说衰老的过程就是瘀血的过程，随着年纪增大，瘀血的情况也会越严重。而酒正好有活血化瘀的作用，血活了，加快了血液循环，身体也会跟着暖起来；寒一去，又有助于暖血，保持血的畅通。这是一种良性的循环。

中药和酒也是一个绝妙的组合。中药泡在酒里是一种萃取，让中药里的有效成分糅合于酒中，更利于人体的吸收；酒又有活血通络的作用，能带着药在身体里运行，促进药效的发挥。所以，酒被称为"百药之长"，就像一个领路的长者。

因为常常饮用药酒，我在药酒的配制上也积累了一些小秘方，根据药物的功效，配置出不同作用的酒，或用于防病、治病，或用于养身。这次我推荐的这道药酒主要是解决肾虚的问题，帮助补肾、壮肾阳。不过在介绍方子之前，还得分清一个问题——什么是肾虚？这样才能知道适不适合喝这道药酒。

肾的问题里属肾虚最普遍，就像这个身形消瘦的女病人，她就属于肾虚中的肾阳不足。因为中医的肾管得太多，肾虚的表现也会变化多样，但主要区分为肾阳虚、肾阴虚、肾气虚。

肾阳虚表现为：畏寒怕冷、水肿、腰腿冷痛、尿频、慢性腹泻、性功能失常、阳痿、遗精、早泄。

肾阴虚表现为：燥热、腰酸、盗汗、虚汗、头晕、耳鸣、下肢无力等。

肾气虚表现为：五心烦热、四肢发凉、盗汗或自汗、滑精早泄、尿后滴沥不尽、小便次数多而清、腰膝酸软、听力减退、气短、四肢不温等。

肾阳虚、肾阴虚其实有一个关键的辨证点，就是冷热的问题，肾阳虚，身体里活力不足，人就会畏寒怕冷；肾阴虚，身体里火力就会烧起来，人就会燥热。而肾气虚其实是肾的阴阳都虚下来，说明肾的整体功能活动都有了问题。

如果出现肾虚的问题，就可以用我介绍的这道药酒来调理。这道药酒也可以说是我的一个秘方，很多中年男同志都会向我来讨教这个方子，现在就来向大家揭秘了。这道饮品主要用到了西洋参、海马、蜈蚣、田七、沙漠人参五种药。

● 西洋参

西洋参，也叫花旗参、洋参、西洋人参。它味甘、微苦，性凉，具有补气养阴、清热生津的作用。

西洋参有滋阴的作用，但在参里，西洋参补益算弱的，并不像高丽参、红参、生晒参有那么大劲，所以，即使补也不会过分。有些人吃生晒参补身体，却把鼻子补得流血了，没补好身体反倒伤了，所以，我选择了补益劲头儿稍小的西洋参。

● 海马

海马，味甘，性温，具有温肾壮阳、散结消肿的作用。

海马生长在大海里，又被称为"南方人参"，滋阴效果非常好，但其实它的壮阳效果更强。所以，海马能够滋阴壮阳，疏通经络。需要注意，中医用海马不用单只的，通常是按对用的，不是一对就是两对，要买也是按对来买。

● 蜈蚣

蜈蚣，味辛，性温，具有息风镇痉、通络止痛、活血化瘀、攻毒散结的作用。

蜈蚣的另外一点好处是，它有很好的壮阳作用，有助于壮肾阳。如果手脚冰凉、畏寒、肢冷，可以用它入药。入药时要注意，一定要保留它的头和足，否则就会损害它应有的药力。

● 田七

田七，味甘、微苦，性温，具有散瘀止血、消肿定痛的作用。

田七，也叫三七，是说它要生长3~7年，才能达到最佳药效。田七能"治一切血病"，而且具有和人参相似的滋补作用，是一味不可多得的好药，这也为它赢得了"南国神草""金不换""参中之王"的美誉。说到田七的功效，它的特点是活血又不留瘀，因此是双向调节的，既活血又止血，是中药里真正的好药。

● 肉苁蓉

肉苁蓉又被称为沙漠人参，味甘、咸、温，有补肾阳、益肾精、润肠通便的功效。

甘入脾胃，咸入肾，所以可以把这味药引经到肾，让它在这里发挥作用。肉苁蓉有什么特点呢？它温而不热，补而不猛，暖而不燥，滑而不泻，平衡得非常好，从从容容、平平和和就治好了病，所以它才叫肉苁蓉。据说，成吉思汗腰间有一个锦囊，里面就揣着肉苁蓉。他看中的就是肉苁蓉抗疲劳的功效，吃完之后身上就生出了劲。此外，它还有润肠的作用，老年人大便干燥又有畏寒怕冷等虚寒症状时，用点肉苁蓉，既能润便，又能补养身体。

准备好五种药后，只要把它们泡到酒里面就可以了。选酒时，原则上用纯的高粱酒最好，度数要在52度以上。因为只有高度酒、又是纯粮的、不勾兑的，才能把五味药里的有效成分都发挥出来。大概泡上两周就可以饮用了。

在这个方子里，蜈蚣虫行走窜，就有舒筋活血的功效，再加上这么好的肉苁蓉，活血不留瘀的三七，对于心血管病人、老年阳虚的病人相当好。肾阳虚，身体会表现出寒证，血脉一定也不通，不通则痛，膝关节、手关节就疼，这时就可以喝点药酒。

一提到补肾，很多人认为，是不是男性喝更好呢？其实不是，这道补肾的药酒男女都可以用，因为不论男女都可能出现肾虚的问题。不过大酒伤身，饮酒的量要注意，老年人每天不要超过25毫升，中年人也不能超过50毫升。

饮用这道药酒的最佳时间是每年十月至春节这段时间内，也就是说深秋、冬天喝特别好，夏天、春天就不要喝了。身体壮，肾阳充足的人也不能喝这道药酒，怎么判断肾气足呢？就是那些到了冬天仍然感到手脚暖洋洋的人，这就说明身体好，肾气足。

苁蓉补肾药酒

组成：白酒1000毫升，肉苁蓉50克，海马1对，蜈蚣2条，田七25克，西洋参25克。

时间：密封泡两周。

用量：老年人每天不要超过25毫升，中年人每天不能超过50毫升。

主治：补肾益肾。

注意：因为蜈蚣有大有小，所以用的时候注意，小的用2条，大的用1条。如果想泡多点酒，按照这一比例加就行。

禁忌：身体壮，肾阳充足的人不能喝这道药酒。

第四章

给大人的苦口良药，给孩子的良药不苦口

良药苦口，在老百姓的印象中，这是根深蒂固的概念，而且普遍认为中药越苦，效果越好。如果不苦，反倒怀疑这中药是不是假的，这大夫开的药是不是有效。而如今的辛凉一派却将"良药不苦口"的用药理念很好地应用到了开方遣药中。临床中，裴老始终坚持"少用苦寒，多用甘寒"的用药原则，这里的"甘"不仅指药不苦，还指药性平和。中医认为甘入脾，多用甘寒药让中药更好入口，并且不伤脾胃。现在的大人都不爱吃苦，孩子就更难了，并且孩子的脏腑娇嫩，开药时要倍加小心，但如果能像给小孩用甘味药一样调理大人，更能体现出一个好医生的细心和用药之考究。

开药最不苦的老中医

学医之路，无论中医和西医都不是一件简单的事。课堂上讲明白了，用到临床上有时就傻眼了，因为疾病的变化太过刁钻，连"照葫芦画瓢"的机会都没有。所以，学中医大都会有一段跟师学徒的经历，最开始，徒弟就是在老师身边抄方子，一步一步长见识，积累经验。

我也是从抄方子慢慢走过来的，如今身边也跟着一些徒弟。

记得有一次，有个孩子因为感冒、咳嗽找我来调理。我先给孩子看了看，确定是肺热引起的咳嗽，而且孩子有痰咳不出，还得用些化痰的药。于是，我便让在一旁的徒弟试着给开个方子，我在旁边给他把关。

这个徒弟也不含糊，辨证完毕，抬手就开始写方子：……黄芩10克……

看到他写出"黄芩"一味药，我意识到有些不对头，在桌子下就踢出一脚。

徒弟一惊，似乎感觉到自己开错了方子，又看了看刚写完的黄芩几个字，知道问题就出在黄芩这味药上。可是黄芩怎么就用错了呢？黄芩原本不就是主治肺热咳嗽的吗？他捉摸不透，一脸疑惑地望着我。

　　在中药里，黄芩是一味很常见的中药，具有泻实火、除湿热、止血、安胎的效果。而且黄芩无毒，即使在方子里写出50克的用量，也不会造成很大危险。既对了症，又没有毒，我为什么会踢出这一脚呢？

　　其实，关键在于我这徒弟没有注意到黄芩是苦寒之药，不能随便开。因为苦寒败胃，如果病人原本就脾胃弱，开出的方子不是在救人，反倒是在害人。

　　这个孩子是肺热生痰，可痰由肺出只是表象。在中医看来，"脾为生痰之源，肺为贮痰之器"。痰也属于水液，追根溯源，脾才是生痰之地，随后才上传到肺。由于脾气衰弱，无法正常运化水湿，导致内生湿邪，化为痰，最终就会在肺里聚积。所以，孩子这时的脾胃是虚弱的，根本受不起苦寒，几服药下去就得肚子痛。

　　此外，即使现在孩子脾胃强健，也得当心这黄芩的用量。因为给小孩子用药，三四克黄芩就足够了，用10克以上，对于孩子来说，药就苦得没法喝了。

　　这就是我在临床上一直强调的一个原则："少用苦寒，多用甘寒。"这一点在儿科中极为重要，因为孩子脏腑娇弱用药必须格外小心，如果不分苦寒，不辨孩子脾胃强弱，很可能就伤了脾胃这一后天之本，之前的病没治好不说，反倒又添了新问题。不仅是孩子，成人同样也得注意这个问题，虽然成人的脾胃已经足够坚强，但没有这样的意识，苦寒药用量过多或服用时间过长，脾胃也得伤。

　　不只有些中医不重视苦寒药和甘寒药的灵活运用与区分，在西医方面，这更是一个盲区。

　　看到上呼吸道感染了，大夫开出的西药往往就是大量的消炎药。先输5天液，不好再换5天其他的药，药可能换了，但还是消炎抗病毒。10天下来，有的甚至不用10天，病人就又是拉又是吐，肚子绞痛，不爱吃饭。按照中医的药性分析，消炎药都是苦寒之药，可西医不会这么分析，于是大量用苦寒，结果就伤了脾胃，有了上面的症状。

直到现在，很多西医大夫仍然不明白这个道理。所以，经常是治好了肺炎、气管炎，病人都变得面黄肌瘦，肚子疼，不爱吃饭了。

不只西医大夫不明白，很多病人也不明白。一生病，就急忙去医院输液了。认为西医更值得信任，见效更快，一点都不了解输液对身体产生的副作用。久而久之，身体还可能对输液产生依赖，生病后只能去输液，吃药、打针都不再管用，直接削弱了身体的抵抗力。

我们常年在临床上，也见多了这样的例子。很多人在生病后，不注意用药方法，脾胃功能受损了，不但身体变差，免疫力也降低了。最后，不但原本的病没有好转，又添了新问题，导致脾胃根本无法接受药物，每次用苦寒的药就会肚子疼。

这并不是在诋毁西医，说西医不好，实际上，西医有很多值得中医学习的地方。我在这里强调的只是一条与我们切身相关又极为重要的理念——保护脾胃。

所以，用药时，我会跟徒弟们反复强调这一点，随时都要注意"少用苦寒，多用甘寒"。因为有这样的认识，我在用药时连用几克黄芩都会考虑病人的身体能不能承受，这就是这一理论的价值，也是中医更懂得顾护人体的体现，一方面保护了脾胃，另一方面也考虑到了中药的口感问题。

体会到中药的口感，你可能有些疑惑，中药不都是苦的吗？没错，这就是中药在我们脑海中的形象，很多人就是因为怕吃苦，从来没看过中医。但知道中药的药性后就会了解，中药其实并不都是苦的，酸、苦、甘、辛、咸，五味俱全，可以调出各种口味。

不过，并没有多少大夫注重中药的味道。在大多数大夫眼中，只要开出的方子疗效好，药效充分发挥出来，剩下的便都不在考虑范围之内了。毕竟，开出一服苦药，不会有人说你医术不精，甚至还被认为是良药，觉得越苦的药效果越好；可是万一开出的药出了差错，事情就严重了。

　　不过在这件事情上，医生有医生的问题，病人也有病人的问题。在老百姓的印象里，始终是认同"良药苦口"的，于是就理所当然地认为越苦的中药，效果越好；如果中药不苦，反而要怀疑这中药是不是假的，这大夫开的药是不是有效。

　　而我在临床中，一直提倡"少用苦寒，多用甘寒"的用药原则，我认为这种思路的转变非常重要。成人还能吃一些苦，少用苦寒更多的是顾护脾胃。对于小儿疾病来说，如果不知变通，坚持按照成人的那套方法给孩子看病、开方子，想必没有一个孩子再愿意吃中药，中药也就沦为了孩子眼中的"狼外婆"。所以，少用苦寒，多用甘寒，考验着一个医生是否细心，是否充分考虑到了病人的感受。作为医生，要常常站在病人的角度，不仅能想病人之所想，往往还会有新的感悟与收获。

　　如果你开出的药集美味与疗效于一身，岂不是两全其美！

百合病用百合来解

2009年，我的诊所里来了一对年轻的夫妻。当时，这个男人满脸愁容，再一看他身旁的妻子，脸上两个大黑眼圈非常醒目，看来有严重的失眠问题，而且两眼无神，整个人精神状态非常差。

丈夫扶着妻子坐下后，跟我说道："裴大夫，这是我妻子，最近一两个月以来她不知道怎么回事，精神状态特别不好，晚上经常失眠，而且记性变得特别差，老是忘东忘西，丢三落四，因为这连班都没法上了。以前她很爱逛街、旅游，可现在说什么都不再出去，一天就闷在房间里，不说话，也不想动弹。她的朋友来看她，她也爱答不理的。以前她是很开朗的一个人，特别爱笑，可现在竟然变成了这样，我都怀疑是不是得抑郁症了。"

我一边听她的丈夫描述病情，一边观察这个女人，她一直低着头，情绪有些低落。她丈夫在描述的时候，她的脸上也没什么反应，好像说的是另外一个人，和她一点关系都没有。

我看了看她的舌头，舌质偏红，舌苔很少，又给她号了号脉，发现脉细数，这是病人的脉搏变窄变细而且速率加快时出现的脉象，而她的舌象和脉象都指向了同一问题——阴虚内热。

是什么原因导致阴虚呢？我赶紧询问她的丈夫："你记不记得最开始出现这样的症状是什么时候？"

他挠了挠头，回忆了一会儿告诉我："一个月前她得了一次重感冒，因为感冒比较严重，直拖了一个月才好，自此之后她的情绪就一直比较低落。"

听到这次重感冒经历，结合她的症状，我心里已经有了初步答案，我又问了问这个情绪明显不在状态的女人："嘴里面有发苦的感觉吗？食欲怎么样？"

虽然她的情绪很低落，但还是回答了我的问题："嘴里面的确会发苦，食欲时好时坏。"

联系她之前得的这次重感冒其实就找到原因了，像她这种类似抑郁症的症状，是重感冒之后身体阴阳失衡，阴虚内热扰乱了心神导致的，中医把这种病叫做"百合病"。

"百合病"是一个非常宽泛的概念，它的主要症状是精神、饮食、睡眠、行为、语言、感觉的失调，比如说沉默少言，精神恍惚，心烦，或自言自语，食欲有时好有时坏，想睡觉却睡不着，心里一会儿想出门一会儿又不想出去，寒热似有似无，口苦，尿赤等，这和抑郁症有很多相似的地方，所以，现今的抑郁症有百合病类似的症状时，都可以从中医的百合病入手来治疗。

在古代，百合病一度被归入伤寒这类病里，是说病人在得伤寒之后体内余热未清，而身体经过这一番折腾处于阴虚的状态，阴血不足、心神失养就会导致百合病。直到明清之后，历代医家才基本上抓住了百合病的实质，认识到除了伤寒大病之后余热未清之外，平常思虑过多、心中苦闷等情绪异常或过激，也是本病的发病原因。

根据中医理论，心主神明，心藏神，我们的精神、意识、思维等活动都是由心主宰的。心神安宁，才能精神健旺，神志清楚；心神不宁，就会神志异常，导致莫名的惊恐、健忘、失眠、癫狂等。

可是，为什么会把这类疾病称作百合病呢？第一次看到这个疾病名称的确让人感到摸不着头脑，完全不会让人联想到抑郁症之类的疾病。实际上，这个名字第一次出现在张仲景著述的《金匮要略》里，之所以用百合来命名这一疾病，其实是因为治疗这类疾病主要是应用百合地黄汤这个方子，而其中，百合作为主药发挥了至关重要的作用，于是干脆把这种疾病叫做百合病。所以，中医治疗"百合病"，百合是必不可少的一味中药。

百合既是一味中药，也是生活中很常见的一道食材。食用的话，干百合可以用来熬粥、煲汤，鲜百合可以入菜，吃起来鲜甜爽脆。入药的话，我们都知道百合有润肺止咳的作用，肺热咳嗽或肺燥，喝几碗百合雪梨汤或百合粥往往非常奏效。可是，百合怎么成治疗百合病的"特效药"了呢？

其实，百合不仅有养阴润肺的作用，还有宁心安神的作用，只不过不懂中医的人常常会忽视或不了解这一点。从药性来说，百合入心经，性微寒，具有清心除烦、宁心安神的作用，病人高热后余热未消并且出现精神恍惚、失眠多梦、心情抑郁、喜悲伤欲哭等病症，也就是得了百合病，就可以用百合来解。

所以，在给这个百合病患者开出的方子里我就是以百合为主药，帮助清除余热，滋养心肺。除了每天喝中药之外，情绪调养也非常重要，于是我嘱咐他们平常要多出去走动，去户外散散心，也可以多和朋友聊聊天。

结果，这对夫妻按照这样的方法内外兼顾，连用七剂之后情况就有所缓解，她的丈夫别提有多高兴，终于能再次看到妻子的笑容了。随后，病人又守方服用了十剂中药，再次过来一看，这个女人已经有了很大的改善。之前对她的丈夫爱答不理，这次进来时是挽着她丈夫的手进来的，满脸的笑容，对我说道："裴大夫，我以为自己得了抑郁症，可能以后都得靠吃药度过了，这样一想就更郁闷，没想到才吃了半个月的药就好得差不多了，看到病好，我的情绪也跟着好了起来。"

没错，药中病机，往往一用就灵，一通百通，就像治疗百合病，病情缠绵难愈，病人的心情就越糟糕，情绪变糟又会进一步加剧病情，可一旦对了症，不仅症状消失了，情绪也会跟着变好。于是，我笑了笑，对他们说："你这样的好情绪一定要继续保持，这样才能避免反复。"

"是，裴大夫，我们一定会注意这一点。那我们还要继续吃药吗？"她的丈夫又问道。

我看病的原则是"中病即止"，疾病大势将去之时，就可以根据病人的情况考虑停止用药，以免用药过狠伤了正气。我见她精神情况良好，睡眠也改善很多，之前的症状基本都已经消失，于是告诉他们："你现在的情况，病已经好了九成，可以不再服药，除了注意情绪调养外，平常可以喝一道代茶饮帮助巩固。先喝上一周看看情况，如果感到身体完全没事了，就可以停一停。如果以后再次出现失眠、情绪抑郁等问题，情况不严重时也可以再喝上一段时间。所以这道代茶饮主要是起辅助治疗作用。"

半年之后，我再次见到他们，他们告诉我，如今两个人的工作、生活都已经恢复了正常，已经完全不受百合病的影响了，而这道代茶饮因为方子简单，她也记在了心上，不仅自己情绪郁闷的时候会喝一点，看到同事们出现失眠、情绪不佳等症状时也会推荐给他们，也都反映非常管用。

所以，在百合病或抑郁症的初期，有失眠健忘、精神恍惚、情绪不定或抑郁等症状时都可以提前喝一段时间代茶饮帮助预防，即使是在百合病或抑郁症中后期，在服药的情况下，也可以每天喝点，作为辅助治疗的方法。

那么，这道代茶饮到底怎么做呢？方子非常简单，取百合30克、大枣7枚、炒枣仁15克，洗干净后放入锅里，倒入500毫升水，煮开后稍微焖一会儿就可以了。一般每天喝2～3次，每次大约150毫升。

其中，百合主要取清心安神的功效。红枣性质平和，味道甘甜，自古就是养生健身的上品，具有补益脾胃、养血安神、滋补身体的作用。酸枣仁具有养肝、宁心、安神、敛汗的作用，生用的话，清虚热生津的作用比较强，炒后宁心安神镇静作用会增强，所以非常适合百合病或抑郁症初期。

百合红枣枣仁茶

组成：百合30克，大枣7枚，炒枣仁15克。

做法：煮水，每天2～3次，每次150毫升。有症状时就喝上一阵。

主治：百合病、忧郁症初期。

功效：清心安神。

甘甜生麦芽的一物三用

北京儿童医院建院后，开设了中西医病房。那时，西医遇到什么难题会去找中医，中医碰到不好解决的也会找西医，毕竟中医和西医都有各自擅长的领域。这样一来中西医之间交流得就多了。

一天，一个老外科主任找到了我："裴老，你看近年来新生儿黄疸，特别是胆道梗阻的发病率增加了。虽说重症黄疸必须依靠手术治疗，但手术治疗的治愈率也不高，咱们能不能用中医的办法治疗小儿黄疸呢？"

当时治疗黄疸病主要以西医为主，重症的小儿黄疸只能是做手术了，可是治愈率极低。我们两个就开始探讨，或许可以用中医的办法治小儿黄疸。于是，接下来的几年时间，我开始潜心钻研起来。

之后，黄疸的孩子都被收治到中医病房，我一边研究，一边随时观察孩子的变化。虽然思路有了，但还要一步步验证效果。

你也许会发现，真正进到病房给病人看病的中医大夫非常少，进入病房后很多大夫反而不敢开药，甚至遇到急性期的患儿就怕。他们更愿意在初期和后期接手，有时碰到急性期的病人干脆就交给西医。

说起来，我算是全国第一拨进病房的中医大夫了。1956年北京儿童医院建院之初，在上级领导的支持下，我跟几个老同志组建了中医病房，这在当时算是开创了中医儿科病房的先例，因为之前根本没有中医儿科病房的概念。自此之后，那些需要中医住院治疗的患儿住进了中医病房，也让我能够随时观察到病人的变化。事实上，我们最后能够取得这次黄疸的突破性治疗成果，也离不开中医病房里的观察。

根据长时间验证，我们终于找对了方法，通过清热利胆、健脾渗湿、消瘀退黄的治疗思路，小儿黄疸的治愈率一下子被提高到了80%以上。

这一治疗思路除了消瘀退黄之外，去除湿热也是最主要的，可黄疸和湿热怎么联系到一起了呢？实际上，孔伯华孔老先生等一批老中医早就判断黄疸是肝胆湿热所致。孕妇在怀孕期间感受湿邪，积湿生热，就可能传给胎儿，导致胎儿肝胆出现问题，一出生就得了黄疸。此外，因为气候、饮食习惯发生很大改变，不愁吃穿的现代人很容易受湿热困扰，黄疸病人也逐渐增多。

针对导致黄疸的肝胆湿热问题，我最终研制出"黄金利胆汤"来应对，让小儿黄疸不再难治。孩子也可以免受皮肉之苦，不必接受手术治疗。

当时，《人民日报》曾专门报道了这一事件，说这种攻克性的治疗当数"中华一绝"。可是，要说"中华一绝"，功劳都在其中用到的一味中药上，就是生麦芽。当时，我一年能治1000多例小儿黄疸，把1000多个黄娃娃变成了白娃娃，就靠生麦芽。所以，我时常跟徒弟们讲，生麦芽是一味有奇效的药。它奇在何处呢？

小麦发酵以后，会长出一点小芽，这时把它晾干入药就叫生麦芽。中医认为，生麦芽味甘，性平，归脾胃经，具有养阴生津、润肺清心的作用。小儿黄疸属于肝病，这样看来生麦芽和黄疸也扯不上关系啊，为什么就成了治疗小儿黄疸的"中华一绝"呢？

其实，生麦芽还具有舒肝的功效，再加上生麦芽入脾胃，有健脾的作用，健脾、疏肝兼顾，就成了治疗小儿黄疸的关键所在。

根据中医的五行学说，肝胆是木，脾胃是土。因为木要从土中吸收养分，所以木和土是相克的，也就是说肝胆会克制脾胃，肝胆生病，脾胃也会有问题。中医提出的"见肝之病，知肝传脾"，说看到肝有病，就能预知肝病必然会传到脾上，说的就是"木克土"的道理。反过来，土也能克木，因为土层过厚就会把种子压住，无法发芽破土，所以脾胃长期生病，肝胆也会跟着受伤。

肝属木，喜调达，意思是肝要常保持通顺的状态，要经常疏肝；而脾胃有助于肝的疏泄和调达，脾胃强壮了，肝就会通畅。基于这个原理，我在治疗小儿黄疸时，就是以生麦芽为君药。在这里，生麦芽实际上是一物三用：第一是升发胃气，第二是健脾去湿，第三是疏利肝胆。

针对生麦芽有消食、开胃、升发胃气的功效，无论大人、孩子，没有食欲或者吃多了，吃得过于油腻，想消积食，都可以用生麦芽茶来调理。只用生麦芽这一味药就能把人的胃口调理好，促进消化吸收。方子也非常简单，一般，孩子用10～15克生麦芽，可以根据孩子的年龄确定用量，年龄小就少用点，年龄比较大就多用点；大人的用量为30克。出现消化问题，代茶饮即可。

对于有肝胆湿热的成年人，我常常会让他们喝一道佛手麦芽山楂茶。

现在，成人湿热体质比较多，特别是抽烟、喝酒，喜食肥甘厚味的人通常都会有肝胆湿热的问题。像胆结石、痛风、脂肪肝、肝炎等，这些也都是湿热瘀积在肝胆上造成的。但如何看出肝胆有湿热呢？肝胆湿热有很多典型特征，如脾气暴躁，面红耳赤，说话容易急，早晨起来嘴里边发苦甚至有点口臭等。如果有这些症状，再观察舌头，看到黄厚腻的舌苔就提示有湿热。

肝胆湿热出现不适症状，要赶紧看大夫。不过，平常可以喝些代茶饮，辅助肝胆湿热的治疗，或在刚刚出现肝胆湿热的苗头时，喝点代茶饮预防变重，帮助清清肝胆湿热。

前面已经介绍了生麦芽的功效，再来看看佛手。佛手得名就是因为外形长得像手，也叫九爪木、五指橘、佛手柑。而佛手以浙江金华佛手最为著名，人们送它一个雅称"金佛手"，甚至称它是"果中之仙品，世上之奇卉"。

中医认为，佛手以甘为主，微苦，有理气化痰、止呕消胀、舒肝健脾、和胃的作用。佛手微带苦味，如果实在无法吃苦，制作这道代茶饮时可以加两粒冰糖。佛手还有一个特点，芳香扑鼻，而这种芳香也大有用处。

中药里有一类药叫芳香化湿药，我在治疗湿热时就善用芳香化湿。芳香化湿是怎么回事呢？

之前，有一对新婚夫妇过来找我调身体，他们很想要小孩，可总是怀不上。不能怀孕这可不是一个人的问题，所以我把两个人都看了，结果发现他们夫妻俩是一个病症——肝胆湿热，同时伴随心火盛。

原来这对夫妻刚刚毕业，又都在北京工作，工作压力非常大，除此之外又得考虑还房贷等问题，可以说无论工作、生活都让他们感到有些头疼、吃力，这样一来，两个人经常会闹点小别扭。因为到了该生孩子的年龄，双方家长也都在催问，两个人便横下心来决定要个孩子，或许孩子的出生还能缓和两个人当前的状态。于是，他们就开始备孕。

可是半年过去，妻子的肚子始终不见动静。他们怕身体有什么问题，于是就找到我。我见两个人是同样的病，就给这对夫妇开出一个方子，不过这方子有些特别，于是叮嘱两个人："你们两个人我开了一个方子，要同时吃。而且还有一个要求，你们俩得一起去煎药。"

把药抓回去后，两个人在厨房里一起煎药。煎药的过程中，这位妻子突然发现满屋子清香，沁人肺腑，感觉整个人的情绪都好了起来。她回头看自己的爱人，也正在深深呼吸着空气里的芳香。她一直认为中药都是苦的，气味也很怪，没想到这次的中药竟然这样奇特。

为什么中药会满屋生香？因为我这次给他们开的药就是芳香化湿的药。

五天之后，两个人又回来了，告诉我："裴老，太奇怪了！我还没吃药，感觉病就好了一半，等到药吃完，感觉心情比以前愉悦多了。"

所谓芳香化湿，其实是指香气本身就是一种药，在闻到香气的同时，已经进入治疗的过程，然后再把汤药喝下去化浊、化湿。为什么香气能化湿？有一个成语叫沁人心脾，是说吸入芳香气味或新鲜空气就会让人心情愉快、舒适。而芳香的作用就是"醒脾"。因为脾有运化水液的功能，一旦脾气弱了，水液代谢的通道就会不畅，进而生出湿，而芳香药正好有助于健运脾气，让脾恢复运化水液的功能，祛除湿邪。

佛手也有一股芳香味，味道闻起来有点像菊花的香气。所以，要达到去湿的作用，还得闻一闻佛手的香气。在做茶饮时，我们可以浇上热水，激发一下它的香气，然后闻一闻，让这香气唤醒脾脏。

山楂，味酸、甘，性微温，归脾、胃、肝经，具有消食健胃、行气散瘀的功效。山楂，我们最为熟知的是它消食健胃的功效，很多助消化的药里都有山楂。你可能不知道，山楂也是一味不可多得的护肝药。因为山楂能降脂，脂肪肝的病人可以用山楂泡水喝作为辅助治疗。而山楂行气的功效，也有利于肝的疏泄、调达。

通过自诊判断出肝胆湿热，或者肝胆湿热的治疗阶段，都可以喝这道佛手麦芽山楂茶，利肝胆，去湿热。它是预防湿在肝胆，同时也是辅助治疗肝胆湿热的一个小方子。但如果出现特别明显的症状，千万不要硬扛着，还得好好诊治，让大夫辨证施治，并不是说有了这个茶就可以不用吃药。

除了喝代茶饮预防和辅助治疗外，要养肝护肝还要注意多到户外，适量运动。平常多去亲近大自然，闻闻花香，看看绿树，置身于广阔的天地，就会让人心旷神怡、心思豁达。心情愉快了，肝气才顺。所以，调肝也要以调节情志为重。

佛手麦芽山楂茶

组成：佛手10克，生麦芽15克，鲜山楂6克。

做法：将三味药放在杯中，倒入适量开水，待能闻到佛手的香气时，靠近闻一闻香气，稍微晾凉后即可饮用。这是一天的量，湿热较盛的人要连服7天。

功效：健脾去湿，疏肝，利肝胆，去湿热。

主治：胆结石、痛风、脂肪肝、肝炎等肝胆湿热问题。

双子菊花茶去肝火

"裴大夫，您赶紧给看看，我孙子的眼睛突然间看不清东西，都已经快半个月了！我们本来以为是近视眼，可查了查发现不是，这到底是怎么回事啊？"某天出门诊，一个头发花白的老爷爷带着一个男孩过来看病，看上去非常着急。

原来是眼睛出了问题，怪不得如此着急。眼睛在全身只占那么小小的"一席之地"，却非常重要，而且它又是最"脆弱"的器官，难免让人过度担心。

从中医角度来看，眼睛不只是视觉器官，它还通过身体内大大小小的经络直接和五脏六腑等组织相连接。因此，脏腑出了问题会直接反映到眼睛上，甚至引起眼部的疾病。反过来看，眼睛也能透视脏腑是否出了问题。

其中不得不提肝和眼睛的密切关系。肝开窍于目，眼睛能看见万物，正是源自肝血的滋养，肝血出现不足，就可能导致头晕眼花、视物模糊；肝火旺，影响到眼睛，就会表现出眼睛红肿、疼痛，甚至连晚上睡觉都没办法合眼。

就拿这个男孩来说，一眼望过去首先会看到他两双布满红血丝的眼睛，而且他的颧骨部位也泛着红，颧骨也对应着肝，几个症状一结合实际就指向了肝，说明动了肝火。在第二章也介绍过，肝火大的人往往脾气也很暴躁，但如果不改掉坏脾气，肝火就很难降下去。于是我就问孩子的爷爷："孩子在情绪上有没有异常？"

孩子的爷爷回忆了一会儿，说道："可能有一点吧！他现在正在上初三，但成绩很不好，他爸爸妈妈担心他考不上好高中，可他们工作又忙，就把督促孩子学习的任务交给了我。我觉得可能因为这件事，孩子就有些抵触，有时候会发脾气，有时候就闷着不说话。"

肝最怕的就是郁郁寡欢和生闷气，听完孩子爷爷的描述，终于找到了孩子肝火大的原因。我又问孩子："身上热不热，嘴里面是不是又干又苦？"

孩子情绪不太高，听见我问也只是点了点头。

但确定了身热、口渴的症状后，说明孩子问题就是肝火大。在这种情况下必须得叮嘱孩子的爷爷几句，因为解决不了情绪问题，孩子的肝火仍然无法降下去："现在孩子的问题还不是特别严重，但孩子的肝火大主要和平常你们给的压力太大有关，所以不要把孩子逼得太紧，让孩子的情绪放松一些。否则孩子发脾气、生了闷气又会导致肝火大。"

爷爷似乎没想到孩子的肝火竟然是自己逼出来的，表情很是歉疚。紧接着，他像突然想到了什么，赶紧问我："裴大夫，去火是不是得吃苦药啊，可我们家孩子可能没办法吃苦药，平时炒苦瓜，他一口都不吃，最讨厌吃苦的东西了，能不能不开苦药？"

我在儿科待了几十年，对孩子吃不了苦药这一点可以说是深有感触。无论是中医、西医，苦都是孩子吃药时的一大难题，有的孩子一吃苦药就哭闹，甚至直接把药推翻到地上。但这种情况下也不能强行让孩子吃苦药，所以我都会尽量选择味道不那么苦的药，这也是我一直坚持的"少用苦寒，多用甘寒"的用药原则。于是，我信心十足地对他说："放心，我开的这个方子一点都不苦。而且也不用费事去熬中药，按照方子抓药当茶喝就行。"

孩子的爷爷听了我的话终于放宽了心，带着方子高高兴兴抓药去了。一个星期后来复诊，孩子的情况已经好转了很多，眼睛看东西也不模糊了。

我开出的这个方子，主要目的就是清肝火，帮孩子滋阴润燥、清肝明目、补血养阴。现在的人们因为生活压力、工作压力大，上火人群普遍增多，如果自我诊断发现有肝火旺的问题，诸如情绪暴躁、眼睛干红、视物模糊、颧骨发红、口干舌燥等问题，也可以按照这个方子当代茶饮喝，在肝火还没旺起来之前就把它扑灭。

可喝的是什么茶呢，就是现在我给大家公布的这道双子菊花茶。在临床上，我对这个方子可以说是百用不厌，效果非常好。它的组成也很简单，只有三味药：菊花、五味子、枸杞子。

说到菊花，不得不提当年的慈禧太后，她可以说是一个"嗜菊如命"的人。慈禧在中年之后也患了眼疾，经常头晕、两眼干涩、视物昏花，太医给她开的处方中通常都会使用菊花，而且，菊花常常被用作主药。慈禧不仅仅是把菊花当药吃，她还直接把菊花当成了一道美食，什么菊花火锅、菊花馅的饺子，这样一来每年就要吃掉不少的菊花。而慈禧用菊花也是花样百出，泡脚、沐浴、洗头用菊花，头下的枕头也是以菊花为枕芯。

从慈禧对菊花的偏爱，足见菊花的不凡。

中医认为，菊花味微辛、甘、苦，性微寒，具有疏散风热、清肝明目、解毒、提神的功效。此外，菊花还具有良好的消炎作用，能够增强毛细血管的抵抗力，延缓衰老，增强体力。

东汉编写的一部《风俗通》中还记载着这样一个故事：南阳郦县有一个叫甘谷的地方，两岸的菊花生长得异常繁茂，置身其中让人顿感清香扑鼻，心情大好。菊花开过之后，花瓣顺势落入水中，让谷中的水也变得无比甘甜。岸上居住的二十几户人家每天都会从谷中取水饮用，出了很多寿星，活得长寿的甚至能达到一百二三十岁。

这些历史故事中可能带有夸张的成分，但菊花的确是一味不可多得的好药。菊花能让人头脑清醒、双目明亮，肝火旺、用眼过度常常导致眼睛干涩，用菊花疗效非常好。

不过，菊花分白菊、黄菊、野菊几种，种类不同，它们的药效也存在很大差异。通常来说，黄菊、白菊都有疏散风热、平肝明目、清热解毒的功效。但二者也有细微的差别，白菊花味甘，平肝明目的作用较强，清热力则稍显弱；黄菊花味苦，清热力的效果比较强；野菊花比黄菊花味道还苦，清热解毒的力量较黄菊花更胜一筹。

而这道小方子里，清肝火选择能够平肝的白菊更合适。

五味子，性甘，味平，具有敛肺、滋肾、生津、收汗、涩精的功效。清肝火，是通过养阴来控制过盛的阳，实现阴阳的平衡。五味子能够生津液，也可以起到协助作用。

枸杞，味甘，性平，具有养肝、滋肾、润肺的作用。中医认为，肝火旺的时候，趁势养肝能够避免阴虚，但补肝补过了头又会导致肝火过旺。所以，进补的时候最好选养阴生津、润肺健脾的补品。从这一点来说，清肝火，枸杞还是比较适合的。

在这道小方子里，五味子、枸杞具有滋阴的作用，菊花可以养肝。三味药搭配起来，既有补又有清，可以说恰到好处。

但要注意，这道代茶饮无法泡，需要煮一煮。把枸杞子、五味子、菊花放入锅中，水开后再煮20分钟就可以了。成品味道尝起来有些酸，但属于爽口的酸，很好喝。

因为是代茶饮，所以每天喝一点就可以。如果工作忙没时间，像服药一样，一次喝一点也可以。不过，即使是代茶饮也要辨证，也有不适宜的人群。如果没有阴虚，也就是没有出现烦躁、虚象，就没必要喝双子菊花茶了。

双子菊花茶

组成：枸杞子10克，五味子6克，菊花10克。

做法：把枸杞子、五味子、菊花放入锅中，水开后再煮20分钟。每天代茶饮。

功效：清肝火、滋阴润燥、清肝明目、补血养阴。

主治：肝火旺盛。

不伤脾胃的石斛养阴茶

　　这是二三十年前的事情了。我们家有一个远房表姐，已经八十多岁了。有一次，她生病了，可我的年龄已经很大，所以她没好意思请我，而是让我的一个徒弟过去看一下，毕竟我这个徒弟当时也行医二十多年了。可谁知，病没治好，却把人治得拉肚子了。这到底是怎么回事呢？

　　原来，我这个徒弟到我这个表姐的家里后，了解到的病情是：她最近一个月来，一直口干舌燥的，连吃馒头都费劲，必须喝水送一下，否则咽不下去。因为这口干，晚上也睡不着觉，因为总是感到嘴里干，想喝水，所以刚躺下没多大一会儿就得坐起来喝口水润一下，然后接着睡。可还没睡踏实，不一会儿口里又干了，还得起来喝水。

　　我的徒弟听完她叙述的症状，马上反应到这是燥性的表现，胃阴虚了，阴液被过度损耗，于是给她开了些滋阴润燥的方子，总共三服药，然后就骑车回家了。

　　可没想到，第二天我这位表姐的儿子给我的徒弟打来电话说："大夫，我母亲昨天吃完药拉稀了，而且拉得特别多。这是怎么回事？"我徒弟一听老太太拉稀了，赶紧对电话那头的人说："先把药停停吧，这药不能再吃了。"

　　这个徒弟看到自己用错了药，一下班就跑去我家，跟我说起这件事。我问了问她的主要症状，也问了问开出的药方："你当时开的什么药？"

　　徒弟回答："开出的方子就是在滋阴润燥，君药是元参、生地。我直到现在也想不明白，元参、生地都具有清热凉血、养阴生津的作用，怎么会导致病人拉稀呢？"

　　根据描述，病人表现出的燥象的确需要滋阴润燥，可见辨证和用药思路没有问题，可错在哪里呢？老太太为什么会拉稀呢？其实就出在这两味药上。

　　我告诉这个徒弟："这种情况，你要看病人的脾胃能不能接受元参、生地。老年人脾胃都弱，加上这么多滋阴药，她的胃受不了。对于脾胃功能强的年轻人来说，用元参、生地不会有问题。但老年人脾胃较弱，元参、生地力量就有些大了。在脾胃较弱时，肠蠕动就会变慢，要尽量少用太滋阴的药，滋阴过重，肠胃无法承受，就会导致拉肚子。"

　　听完我说的话以后，我这个徒弟感到非常懊悔："没想到一个欠考虑，却把病人给害苦了。"

　　在众多职业里，医生获得的成就感往往最大，治好一个病人就相当于挽救了一条生命。与此同时，医生也是背负压力最大的职业之一，即使仅犯一个小错就可能关乎性命。我不想他因为这件事背负太大压力，也不想因此打击他的自信心，毕竟他以后还要继续学习中医，继续走中医这条路，于是我拍了拍他的肩膀，安慰他："一定要记住这次教训，做医生必须有直面失败的勇气和信心。疾病的症状往往错综复杂，再高明的医生也不可能说一次错都不犯，关键是从中吸取经验，避免这种事情再次发生。"

　　这个徒弟听后重重地点了下头："嗯，记住了。"

　　从此之后，他再用到元参、生地时变得特别小心，开方时也多了一层考虑，始终不忘以病人的身体为准。

一般，医生治病不愿意把失败的经验拿出来，尤其是告诉给自己的患者，我为什么开诚布公地告诉大家这样一段行医经历呢？其实，病人也是我们的老师，病人一吃完药，就会反馈回吃药的感受，我们就能知道开出的方子是不是有效果，随时纠正用药的情况，提高用药的水平。

那么问题来了，像这样的症状，应该开什么药呢？当时我的这个徒弟也这样问我："既然病人脾胃虚弱，耐受不了元参、生地，可应该用什么中药呢？"

因为病人脾胃弱，用的中药在滋阴的同时又不能让病人拉肚子，中医里还真有这样一味良药，就是石斛。

石斛，味甘淡微咸，性寒，具有益胃生津、滋阴清热的功效。石斛的滋阴效果非常好，能够滋五脏之阴。而且石斛还有一个特点，滋阴的同时不滑脱。刚才的故事里，因为脾胃不能承受元参、生地的药力，导致病人拉稀了。不滑脱，就是说石斛不论吃多少都不会拉稀，这就是石斛的优点。

李时珍在《本草纲目》中也介绍道，石斛能够"强阴益精，厚肠胃，补内绝不足，平胃气，长肌肉，益智除惊，轻身延年"。因为这些功效，民间又称石斛为"救命仙草"。这里也解释了石斛为什么会滋阴的同时不滑脱，因为长时间服用石斛能够厚待肠胃，如果脾胃较弱，石斛显然比元参、生地更合适。

在中药市场上，石斛有鲜石斛、干石斛两种，口干舌燥、喝酒过多、噎食的时候，最好用鲜石斛，因为鲜石斛清热生津的功效比干石斛更好。

鲜石斛长在南方的悬崖峭壁上，采摘困难，但现在石斛已经广泛种植，这味药也不再稀缺。不过，目前市场上大多是干石斛，鲜石斛汁多鲜嫩不好保存，不是特别容易买到。但我们可以选择自己种一些石斛，在花卉市场或网上淘一些种苗，种在家里，随吃随摘，更加方便。而且市场上的干石斛价格昂贵，鲜石斛相对来说就便宜多了。

因为石斛对脾胃的这一好处，它也成了我的方子里的"常客"。孩子脏腑柔嫩，脾胃较弱的病人用药又必须当心，所以我常常会给他们开出石斛。日常，我也经常喝一道代茶饮，用来调理脾胃，里面同样也有石斛。

有人看到我如此高寿，特别关心我平常都吃什么，可能大多数人会想，老中医应该会给自己留一手。但我的一日三餐跟老百姓没有多大差别，就是普通的主食、普通的饭菜，我也不挑食，有什么就吃什么。我想唯一不同的是，我会在三餐饭间喝一些代茶饮，如果说我给自己"留有一手"，这些我自己喝的代茶饮应该就是了。而其中有一道石斛玉竹茶，里面就用到了石斛。秋季气候干燥或口干舌燥的时候，我就会喝上一阵，养养脾胃，保护我们的先、后天之本。

中医认为，有胃气则生，无胃气则死，尤其久病，保护胃气最为关键。把胃气保护好了，就能保护生命，延年益寿。我们给衰老的、病危的病人看病时也很注重胃气，吃过一段时间中药以后，我首先会问他："还能吃吗？"能不能吃看的就是胃气，能吃就代表快好了，这比单纯输液、吃药强得多，这就叫有胃气则生。所以，只要注重调理脾胃，每个人到了90岁都能精神好，吃得香。

秋高气爽，秋风吹走了一夏的闷热，也带来了一股邪风——燥邪，所以，人们经常表现出口干舌燥的症状。在这个季节，喝这道石斛玉竹饮就非常合适，不仅养胃，还能润燥生津液，缓解秋季的口干舌燥。每到这个季节，我家里都会准备上一壶，每天喝一点。而且这个小方子只有两味中药——石斛、玉竹，不仅味道不错，制作起来也不麻烦。

前面已经详细介绍了石斛，那么玉竹有哪些好处呢？

从药性来说，玉竹，味甘，性微寒，具有养阴润燥、生津止渴的功效。玉竹生长在南方，南方人会把玉竹当菜吃，采摘新鲜的玉竹，凉拌或炒制，味道非常好。不过北方很少见鲜玉竹，通常都是干制品，中医入药用的也是干制品。

玉竹也是一种神草，和石斛相近，而且石斛和玉竹还是对药。两味药搭配时，玉竹用量大概是石斛的三分之一，这样的搭配有助于石斛药力的发挥，起到了互补的作用。所以，石斛、玉竹可以说是一对"黄金搭档"。

通常，一个人喝的话，用量为鲜石斛20克、玉竹6克，比例大概是三比一，直接泡水饮用就可以。

这道石斛玉竹茶，方子很小，应用起来也非常方便。到了秋天或者感觉体内比较燥的时候就可以泡点喝，能够滋阴润燥、养脾胃。平常，有咽炎的人也可以喝，舒缓咽部的不适感。

石斛玉竹茶

组成：石斛20克，玉竹6克。

做法：用温开水泡茶喝。

功效：滋阴润燥、养脾胃。

甘爽鲜芦根，润肺防霾口生津

我在孔老身边当学徒时，每到秋天，孔老都会给我们这些徒弟做一款饮料喝。秋天气候干燥，看完了一天病人，说了一天话，口干舌燥得厉害，整个人都有些心情烦躁。这样一杯饮料下肚，入口清清润润、甘甜可口，顿时感觉整个人都舒畅了。

喝了一段时间我才发现了它的好处，开始猜测，孔老这杯饮料里到底放了什么？怎么喝了一段时间还上瘾了？我发现孔老不只给我们这些徒弟喝，有时候，恰巧病人过来，他也毫不吝啬，从早就预备的那一大盆饮料里，给病人盛上一杯。

后来，我逮着机会从孔老那里把方子讨要了过来，之后每次感到口干舌燥或到了秋燥季节，就会按照这个方子喝上一阵，没想到就一直坚持到了现在。

这也是我在这里要介绍的一个小方子——五汁饮。

孔老在告诉我方子时，说这道五汁饮还是从古方中挑选出来的，他一直在用。现在，我又从师傅那里学来了这个方子，也用了快一辈子。这看上去不像药方，倒更像一道一直传承下去的私房菜了，但从中足以见其价值。

那么，五汁饮有什么好处呢？它的作用就是保护我们的肺。

在人体脏腑中，肺的位置最高，所以肺也有"华盖"之称，说它就像保护帝王的一把伞。可是高处不胜寒，当外邪这一大敌当前，肺就得首当其冲，顶在上面。

肺主呼吸，也是唯一和外界相通的器官。它呼吸进清气和水谷精气，再负责向下面输送；还要清除肺和呼吸道中的异物，给呼吸道打扫好卫生。可以说，肺就像一道窗口，是开放性的，这也导致肺最容易受外邪这一敌人的侵袭，一旦被攻破就会引发病变。所以，肺也被称为娇脏。

这个娇脏每年都要过两道"坎"—— 春天和秋天。因为春天气候由寒转热，秋天气候由热转寒，气温差距变化最大。在外邪风头正劲之时，一旦肺失去防守能力，就得中招，第一个遭殃。所以在病房里，春天和秋天得呼吸系统疾病的特别多，症状轻的嗓子疼、扁桃体发炎，之后就可能变成咳嗽、气管炎、肺炎。要想平安过这两道坎，就得加倍呵护肺，对肺好一点。

怎样才算对肺好呢？要想讨好肺其实很简单。肺的特性是喜清润，恶燥气。要养肺，就要润肺，给肺足够的滋润。这时，五汁饮就能帮上大忙。

五汁饮源自一个古方，从清代开始就用了。它能够生津止渴，天气干燥或者感到口干舌燥、鼻子或咽部干燥时，都可以喝点五汁饮。

五汁饮，顾名思义，由五种中药组成：梨、荸荠、藕、麦冬、鲜芦根。在这五汁饮里，最主要的就是鲜芦根，这里还有一个关于鲜芦根的故事。

有这样一个山区，方圆百里之内只有一家药铺，人们生病买药都得去这里。可是穷人们却不敢进去，因为吃一次药就可能让他们倾家荡产。原来，这药铺老板是当地一霸，心肠特别黑，因当地只有这一家药铺，所以价钱都是由他说了算，他要多少钱就得给多少钱。

　　这天，有个穷人家的孩子发起了高烧，身上烫得不得了，一连两天都没退。父母着急了，他们知道这烧再不退的话，没准就会烧坏大脑。他们一合计，咬了咬牙，决定到药铺里买点退热的药。

　　他们也不知道退热该吃什么药，到了药铺就去问老板。

　　药铺老板却推荐了一味很贵的中药——羚羊角："退热得吃羚羊角。不过，这羚羊角可不便宜，一分羚羊角就得一两，要让你儿子退热，怎么也得用六分，身上带够钱了吗？"

　　这羚羊角根本没这么贵，药铺老板不过是乱抬价。但这个价格却把夫妻俩吓傻了，他们一年的收入都不到六两。可好说歹说，这药铺老板既不肯便宜，也不愿意借钱给他们。

　　夫妻俩彻底没办法了，只能先回家再想办法。而夫妻俩和药铺老板的谈话，全被药铺门前蹲着的一个叫花子听去了，他想起自己就曾用过一个退烧的小偏方。原来，叫花子更看不起病，每次生病不是硬扛过去，就是随便就地取材，找点小偏方。见到这夫妻俩愁眉苦脸地走出药铺，这个叫花子赶紧拦下他们说："你们不要着急，我知道一个小偏方，这种药很常见，就长在池塘边，你挖一点儿回家，给孩子煮水喝，看看效果。"

　　夫妻俩听见这个偏方如获至宝，赶紧去挖了一些，然后按照那叫花子说的煮水给孩子喝，孩子的烧竟然真的退了。

　　后来，这夫妻俩又把这个小偏方告诉给邻居们，一传十，十传百，连邻村的村民们也都知道了。自此之后，但凡是感冒、发热，人们都会到池塘边去挖"宝贝"，回家洗干净后煮水喝，竟然每次都能见效。于是这个小偏方也就传开了，人们都知道，有一味药能够治感冒、发热，而且还不需要花钱。这个不花钱就得来的"宝贝"到底是什么呢？没错，就是鲜芦根。

　　从中医角度讲，鲜芦根味甘、性寒，具有清热生津、除烦、止呕、利尿的功效。在故事里说鲜芦根能治感冒、发热，的确如此，鲜芦根能够清肺热、养肺阴，生津止渴，疏解肌表，促使发汗，对感冒、发热很有效果。不过，在临床上我们不会单靠它来退烧，只用鲜芦根退烧，力量还是比较轻的。现在应用的话，可以用鲜芦根水作为辅助治疗感冒、发热的偏方，生病时一边吃药，一边喝点儿鲜芦根泡的水，双管齐下，效果会更好。

不过要注意，芦根这味中药，鲜品比较好。平常感到口干，还可以干嚼鲜芦根，味道就像甘蔗一样甜，能够生津液，嘴里马上就不干了。现在药店里卖的芦根大都是干的，鲜芦根只在一些同仁堂药店有。不过，没有鲜芦根也没关系，可以用干的代替，用干芦根泡水喝就成了一道"芦根茶"。

要喝"芦根茶"，每次放30克就可以，这点量足够喝一天。简单的话，直接用开水冲泡；如果有时间也可以放到锅里煮一下，药效发挥会更好。不过，前提是一定要洗干净，因为芦根是直接从池塘里挖出来的，一定要洗干净再用。

再来说说剩下的几味药。

梨，我们并不陌生。提到润肺，我们最先想到的就是梨了，即使不懂中医也知道感冒咳嗽了，煮点梨水喝。流传度能够这么高，也说明梨润肺的确是名不虚传。

从中医角度来说，梨味甘酸，性凉，具有生津、清热、止咳、润燥、解酒的作用。而鲜梨和煮熟的梨功效又有不同。

鲜梨偏寒性，助湿，能缓解咽喉干、痒、痛、声音哑及干咳、便秘、尿赤等热证；煮熟的梨，就减弱了寒性，去燥润肺的功效也就被完全释放了出来。可是具体该如何去选呢？最关键的是看咳嗽的症状，如果干咳无痰就吃生梨，咳嗽且有痰就吃熟梨。

因为生梨偏寒性，所以不能多吃，否则会伤脾胃；脾胃虚寒、大便溏软、怕冷者及孕妇也要少吃。

荸荠，俗称马蹄，它的果肉洁白，吃起来甘甜脆爽，口感让人回味无穷。它还被赞誉为"地下雪梨""江南人参"，足见很得世人宠爱。而这个"地下雪梨"的别称告诉我们，荸荠也是润肺的高手。

荸荠入药也有着悠久的历史。中医认为，荸荠味甘，性寒，具有清热化痰、开胃消食、生津润燥、明目醒酒的功效。荸荠的寒，有助于清热泻火，在发热初期吃一些，不仅有退烧的作用，还能补充因发热被过度消耗的营养。

藕，是荷花藏在水底的地下茎。中医认为，藕味甘，性寒，具有清热润肺、凉血行瘀的功效。莲藕清热止渴的效果很好，发热过程中，有时候会口渴难解，喝多少水都不管用，这时可以喝一点鲜藕汁，不仅解了口渴，它清热的作用也有助于退烧。

麦冬，它的草根有须，像麦子，叶子像韭菜叶，即使是冬天，麦冬也不会凋枯，因此被称为麦冬。

中医认为，麦冬味甘、微苦，性寒，具有养阴益胃、清热润燥的作用。麦冬既善于清养肺阴，又能够清心经的热，滋清兼备，是一味非常好的补益良药。

鲜芦根、鲜藕、鲜荸荠、鲜梨、麦冬，合在一起就组成了这道五汁饮。

五汁饮能生津液、去燥润肺，出现口干舌燥、鼻子发干、噎食、咽不下饭、咽喉干等干渴症状都可以喝一些。老年人、小孩、爱喝酒抽烟的人尤其容易津液亏损、口干舌燥，即使喝水也不管用，浑身难受，可到医院又检查不出什么病。这时就可以用五汁饮，吃完第三天就能见好，嘴不干了，精神也有了。因为梨偏阴、偏寒，脾胃虚弱，经常拉稀、肚子疼的要少喝，或者是隔几天喝一点。当然，把梨去掉也可以，润肺的作用不会有很大影响。

五汁饮

组成：鲜梨100克、荸荠50克、鲜芦根60克、鲜藕100克、麦冬10克。

做法：将梨、荸荠、鲜芦根、鲜藕，洗净去皮，切成小粒；干麦冬10克，开水浸泡上一个小时，洗净并切成小粒。将所有材料混合，榨汁饮用。

注意：如果用干芦根，跟干麦冬的方法一样，先用开水浸泡一个小时，再切成小粒，最后和其他食材一起榨汁。

功效：生津液、去燥润肺。

主治：口干舌燥、鼻子发干、噎食、咽不下饭、咽喉干等干渴症状。

去肾湿，荷叶养护全身

即使到现在，我都会在每周固定的时间照常出诊。这一天也是我最忙的一天，从第一个病人开始，直到最后一个病人离开，除了中午短暂的休息，根本没有时间，也容不得我停下来。因为病人都在等着，一双双眼神都在翘首企盼，督促着你必须抓紧每一分钟。

一天下来，我可能要看上百号病人。平均一算，我留给每一个病人的时间其实非常少，有时两三分钟就得看完，给病人开出方子。

有的人来我这里看病，几分钟，屁股还没坐热就拿着方子去抓药了，站在药房门前或许整个人都是蒙的，看病怎么这么快？！到西医院看病，各种检查跑下来半天看完已经算好的，怎么这个中医大夫看病如此神速呢？

两三分钟就开出方子，我可不是在应付了事。一个人走过来，一望过去就能判断十之八九，再询问病情、看舌苔、诊脉，因为理论已经烂熟于心，应用起来得心应手，看病也到了一种炉火纯青的境界，才能两三分钟就做到药到病除。看似只有短短几分钟，里面却是我过去几十年的医术功底和经验，所以能够迅速抓住病症，准确辨证。

因为病人多，每次出诊我都是从头忙到尾，连上厕所的时间都耽误不得。有时，我身边会跟着三四个学生，看病过程中轮番去厕所，可我却能一直撑一上午，这就相当考验肾的功能了。所以，大夫也必须肾气足，大夫把身体养好了，肾气充足，就不至于把时间耽误在洗手间里。而且，肾气好，精气神、记忆力也就跟着好了，脑子才能跟得上辨证的节奏，迅速抓住症结。

根据中医理论，肾充当着人体水液代谢的总指挥，这就是中医常提到的"肾主水"的概念。在水液代谢的整个过程中，虽然肺、脾、肝、肾等脏腑都有插手，但说话最有力量的还要数肾。其中，尿液的代谢主要由肾脏负责，所以小便有了问题都会跑到肾病科。在肾病病人中，往往也都有尿或少或多、小便混浊等小便问题。

人体的水液分为清液和浊液，清液是精华所在，储存着营养成分；浊液，则是身体内产生的毫无用处的废水。肾通过升清降浊，把精华之水运输到身体各部，无用的废水排出体外，完成水液的代谢。阳气是向上的，如果肾阳不足，水液向上的通道就会产生障碍，这时只能向下走，尿量就会变多，小便清长。

很多孩子都有尿床的问题，实际上这并不是病，家长不要过度担心。因为，小孩的脏腑还很娇嫩，肾气并不强健，在水液代谢上就会失职，无法把控。等孩子长大，肾气强健起来，尿床的问题也就解决了。如果孩子到了青春期或者成人之后仍会尿床，才说明肾真的出了故障。

看的肾病病人多了，我发现，肾病发病的导火索其实是湿热。如果在肾病过程中生出了湿热，病情也会不断反复，总也无法痊愈。

湿热的形成分为外因和内因。外因就是从外界环境中感受到湿热之邪，例如阴雨连绵又酷暑难当的夏季，最容易感受湿热；内因则是脾胃功能失常，导致生出湿热。因为脾主运化，胃主受纳，一旦这一环节出现阻滞，脾运化水湿的功能就会受到影响，生出湿邪，时间一长，湿邪化火生热就产生了湿热。

而无论是内生湿热还是外生湿热，总是先由湿起，身体内先有湿邪，时间久了才生化为热，形成湿热。如果没有湿邪，单纯的热邪很难酿成湿热。可为什么说肾病发生大多与湿热脱不了干系呢？

因为肾病大都是从肾虚而起，肾虚后水液代谢功能处于失常的状态，肾病一天不治愈，这种情况就会一直持续下去。而水液停滞在体内就为湿邪埋下了祸患，这时，一旦受到外部的热邪侵袭就产生了湿热；肾虚阴亏，导致肾阳偏盛，也容易生成湿热；而有的医生在治疗肾病时用偏燥的药物，相当于火上浇油，生热就是板上钉钉了。

肾病患者常常会用类固醇药物进行治疗，而病人在使用之后都会出现头涨头痛、咽干痛、流脓涕、大便黏滞、小便短赤、舌尖红、舌苔黄腻等症状，这些都是湿热的典型表现。因为类固醇药物属于大热之药，长时间服用就会耗伤阴液，肾阴受损，阳气就会呈现亢奋式增长，生成热毒。所以，西医大夫也应该了解一些中医的知识，不说辨证，至少懂得用药上的理论。这在中医里，原本是很简单的事情，只要稍加注意就能有效避免。

湿热之邪覆在肾上，早期症状会有什么样的表现方便我们自查呢？

如果感冒后突然发现眼睑肿胀，甚至两条腿也有水肿，身体乏力、腰酸、尿短赤甚至有一些混浊，再结合尿检，发现有蛋白、红细胞，这些症状都可以判断出肾里面有湿热。

所以，提到肾不要总认为肾虚会攻击肾，湿热对肾的破坏力同样不能忽视。如果在尿常规里发现蛋白尿以及潜血，应该及时到医院治疗。

湿热和肾病之间的关系难解难缠，所以去除肾病湿热必须引起重视。

如果说身体里有热，清热就能解决；身体虚弱，就赶紧补虚，直截了当。但湿属于黏腻之邪，很难除。如果湿再和热合并到一起，将更加难解难分，就像面粉里裹着油，面里有油，油里有面。可以说，湿邪就像一块狗皮膏药，一旦跟你较上劲，会死赖在你身体里，所以湿邪不好治。

正因为如此，预防肾中生湿热就非常关键了，不要等到肾湿热严重才去治。这里就有一道药食同源的代茶饮帮助解决肾湿热的难题。

代茶饮中用到了白茅根这味药，也叫茅根。

茅根味甘，性寒，入肺胃、膀胱经，有凉血止血、清热利尿、清肺胃之火的作用。在中医里，茅根还有一个别名，叫漏斗药，就是说它就像一个小漏斗，能够利尿，五脏六腑的湿热便都能从小便排出去了。

老百姓也管茅根叫甜根，秋季盛产，南方、北方都有。过去，有的老人小时候没有糖，就拿茅根当零食吃，所以这道代茶饮尝起来甜甜的。

我们在药店里可以买到干茅根，短短的，切成了寸段，但是这道代茶饮用的是鲜茅根。鲜茅根不好保存，但鲜品有效成分更高一些，有些药店还是预备了一点。因为茅根入肺经，平时感冒，有点嗓子疼或咳嗽，也可以喝点茅根茶。

代茶饮里的第二味药是荷叶。

荷叶，味苦，性平，具有清热解暑、升发清阳、凉血止血的作用。

荷叶药食同源，有清香升散的作用，是去夏季湿热的常用药。

两味药合在一起是一道非常好喝的饮品。身体较胖的人喝不仅能除湿热，还具有减肥的作用，把多余的湿一清，消除了水肿，人体就会瘦下来。

但脾胃虚弱、孕妇应尽量少喝。另外，这道代茶饮也不能每天都喝，喝上三五天就可以停一停，感觉不舒服了再喝。代茶饮也不是治疗手段，它所起到的只是辅助治疗作用，一旦真生病了，还要及时看医生。

茅根荷叶饮

组成：鲜茅根20~30克，鲜荷叶10克。

做法：一同煮水，按一天的量服用。每三至五天为一个疗程，过后等有症状再继续喝。

主治：肾湿热症状，如感冒后突然发现眼睑肿胀，甚至两条腿也有水肿，身体乏力、腰酸、尿短赤甚至有一些混浊，再结合尿检发现有蛋白、血球红细胞等。

　　禁忌：脾胃虚弱、孕妇应尽量少喝。

第五章

90岁大国医的养生经

健康长寿是世人的愿望，也是古今医家想达到的目标。《黄帝内经·素问》中记载："阴平阳秘，精神乃治；阴阳离决，精气乃绝。"中医认为养生之道，重在平衡阴阳，重在性命双修，即在调节体内阴阳时，不忘保持善良的德性和淡泊的心境。古代学者曾提出过"仁者寿"的养生理论，世界卫生组织关于健康的新要素之一就是提倡把修养纳入其中。人生本无忧，平和的心境是健康长寿的前提，再懂得起居有度，饮食有节，适时适量运动养生，自然延年益寿，精气神十足。

平静心思地过，顺其自然地活

我朋友有个女儿，她是典型的女强人，和丈夫一起经营着一家公司，因为人长得漂亮，主要负责的就是对外联系业务。为了保持良好的形象，她平常也非常重视保养，时不时还向我讨些方子调理一下，身体、精神状态一直都非常不错，每次看到她都是一副意气风发的模样。

所以，她在我头脑中一直是这样的形象，漂亮、健康、干劲十足。然而，令我没想到的是，仅仅有一两年时间没见，她竟然完全变了一副模样。

这是二三十年前的事情了，她当时也就50岁出头，没想到时隔一两年再次见面的时候，面前的她皮肤松弛，两眼无神，因为身体虚弱，连走路都很缓慢，看上去老相十足，比同龄人老了有十岁，以至于看到她的第一眼差点儿没认出来。她身上到底发生了什么事情？细细询问，她向我讲起了这一两年间的惨痛经历。

原来，有一段时间她的朋友圈里都在说推迟绝经可以延缓衰老的事情，说吃一种美国的美容药就能让绝经年龄延后。眼看着自己已经迈入50岁，到了绝经期，最近一段时间月经也开始不规律起来，她本来就在担心绝经的问题，也见到身边已经绝经的女性朋友的"可怕"改变——她们之前都亭亭玉立，可绝经后呢，皮肤变得松垮，脸上出现褐斑，脾气也越来越暴躁。她想到自己马上也会变成这样就感到害怕，于是听说有这种能够推迟绝经的美容药后就动了心，也跟着吃了起来。她原本想着，如果副作用太大，身体感到不舒服就赶紧停，应该不会有太大关系。

结果，刚开始吃的时候，她发现月经跟着变正常了。她看到这种药竟然真的起到了效果，彻底放了心，于是开始坚持吃。可没想到，这种状况并没有维持很长时间，服药一年多后，她发现自己的月经越来越不规律，出血量也增多了，不知道什么时候，腹部还长出了肿块。不经意间摸到这个肿块后，她自己都惊出了一身冷汗，赶紧到医院检查，竟然发现是子宫内膜肿瘤。又是吃药，又是做手术，一番折腾下来她的身体状况急转直下，当我见到她时，她的身体仍然没有恢复过来。

她平时最怕老，想尽办法让自己年轻，没想到最终到了这步田地。

从现代医学角度来看，女人之所以到了四五十岁就绝经，主要是因为到了这个年龄段卵巢不再排卵，功能开始衰退，直到最后完全失去雌激素的分泌能力，有一年以上时间不再来月经便正式宣告进入绝经期了。这些推迟绝经的药，无非就是在雌激素上做文章，通过药物人为地增强雌激素的分泌，延缓绝经。但长期服用激素类药品、美容产品或保健品，体内的激素水平就会出现异常，刺激子宫内膜持续增生，这时就有患子宫内膜肿瘤的可能。

我这位朋友的女儿不想让年华老去，拼命想要留住美丽，可最后却适得其反。看到现在的她，我也只有哀其不幸、怒其不争。医学本应是救人的，却也让人产生了一些狂妄的幻想，妄想着永葆青春，长生不老，这在古今历史上都大有人在。然而，世界上并没有什么长生不老的神话，所以人不服老不行，该成为老太太就当个老太太，何苦偏要伸长胳膊去抓那留不住的青春呢？只怪人心总是有太多欲望，每个人都不想变老，每个人也都不想生病。

作为一个中医大夫，我一辈子都在跟疾病打交道，可以说是最了解"疾病"的那个人。病人去看病，只要愿意问，乐意听，我可以跟你讲得头头是道。了解疾病，又懂得治病之法，医生有了这样得天独厚的条件，必然跟丝毫不懂医学的人截然不同，知道如何躲着疾病走，不让疾病缠上身。可事实并非如此，因为在自然规律面前，不可能有人生的赢家。

一个大夫的医术可以神乎其神，药到病除，但人的生老病死始终逃不过自然规律，再保健，再运动，再养生，到了一定年龄也会生病，也会衰老。比如我到了60岁时，各个关节也会开始疼。我自己就是医生，可除了平常注意别用凉水，好好休息，少吃肉类，我并没有过度关注它，因为我知道，到了这个岁数关节被使用得差不多了，磨损得差不多了，不可能没有一点儿问题。

年龄大后，脸上长皱纹，得一些慢性病，这些都是正常的事情，是身体衰老的自然规律。如果看到一个人的背影婀娜多姿，身材苗条，好像只有二十几岁，可一回头却看到一张四五十岁的脸，照样得吓人一跳，没有任何美感。

每个年龄段的身体状况都不一样，但只要打扮得体，自自然然，就是美。

所以，养生并不是让你永葆青春、百病不生，这本身就不符合自然规律，养生其实很简单，就是到什么年龄就做什么事，这也是我常常跟人讲的一句话。

人生，每个年龄段都有精彩，青年时期是女儿或儿子，中年时期成了父母，老年后变成老太太或老头儿。即使在工作中也会根据年龄有角色上的转换，比如在体育界，青年时期做冲锋陷阵的运动员，中年时期做教练，当个幕后英雄，老年后又可以成为控制场面的裁判。这就叫到什么年龄做什么事。当龄时就应该恪尽职守，把事情做得有声有色，当进入下一阶段时也要及时调整心态去适应新情况。

但大多数人却没有这样的自知之明，当龄时不珍惜，虚度光阴，过龄后又遗憾一番壮志还未实现，一味留恋。从这方面来说，应该对每个时期的年龄过渡有点超前意识，为年龄的转换做好准备。只有认识了这样的自然规律并接受它，才能让每一年龄段都悠然自得。

其实，这就是中医提到的养生大观——顺其自然，不违背人和自然之间的平衡与和谐，不做违背身体规律的事情。那么如何才能做到顺其自然呢？

● 顺应自然的时间和规律

《黄帝内经》提出了"天人合一"的主张，意思是人的这个小天地要和宇宙自然这个大天地保持一致，人与自然从本质上看是相通的，一切人事必须顺其自然。

什么是自然呢？实际上，自然就在我们身边。我们观察动物，有的动物会在冬季到来之前换上厚厚的皮毛，有些动物会冬眠；春天万物复苏，天气变暖，躲了一冬的动物开始出来寻找食物；夏天，万物开始变得活跃；秋天，动物们又开始忙着收获和储存食物，为即将到来的冬天做准备。

相较于人，动物似乎更懂得顺应自然，可以说是天生的养生家。而古人也常常向动物学习养生，五禽戏、八段锦、武术等，里面都有模仿动物的成分。可在现代社会，人们为生计奔波，为名利竞相追逐，被太多的琐事干扰，结果健康也就付之东流了。可如果我们向"动物"学习，顺应自然，日出而作，日落而息，太阳升起时起床，太阳落下时就休息，少一些外出应酬。这样，就能让人多一些健康，生命更长久。

早睡早起，看似非常浅显，也非常简单，但里面却有养生的大道，也是我一直坚守的养生信条。古话常说，顺者昌，逆者亡。每天早睡早起，就是顺；每天晚上不睡，早上不起，就是逆。好的睡眠才能保证一天精力充沛，睡眠不足或晚上很晚才睡，身体素质也会随之下降，百病丛生。

小到每天的作息，大到每年的季节变迁，都要学会跟着自然走，顺应自然的要求。

一年四季各有特点，表现为春温、夏热、秋凉、冬寒。民间有句俗语："冬天不冷，夏天不热，迟早要坐病。"意思是说，如果气候出现异常患病人数会明显增多。这种气候异常虽然不多见，可随着现代科技的普及，我们却人为地创造了异常的气候。夏天一到，空调马力开足，室外烈日炎炎，室内却寒气凉凉，表面看来身体是舒服了，实际却后患无穷。因为根据"顺应自然"的养生原则，夏天万物旺盛生长，阳气是向外升发的状态，人体也是如此，正处于阳长阴消的季节，是补阳的最佳时机。阳气相当于维持生命的火力，夏天用"凉"来对抗"热"，就会损伤阳气，让生命的火力锐减，人就会没有精神，倦怠无力。

冬天也是如此，烧得"热火朝天"的暖气，让室内外再次出现冰火两重天。但在冬季，人体的精气应藏起来，经过一冬的养精蓄锐，才能为来年的春天打下基础。如果室内温度偏高，皮肤毛孔就会张开，随之耗散过多的气血，无法藏精，可能表面看来依然"健康"，但皮肤这道抵御病邪的关口已经是一副虚象，进入温度稍低的环境就会感冒生病。

所以，冬天就要去感受冷，夏天就要去感受热，这是最基本的顺应自然的养生方法，也是自然给我们的一笔恩惠。反其道而行之，就会带来疾病。

总的来说，顺应自然，最根本的就体现在顺应自然的时间和自然规律之上。让人和自然同步，真正的养生便开始了。

● 平静心思，知足常乐

每个家庭都有各自的不幸。我的妻子生下第一个孩子后患了类风湿，之后竟然一病不起，此后很长一段时间都要依赖我给她诊治、调养。后来虽有好转，可身体毕竟虚弱，六七十岁又一度半身不遂，之后又接二连三地发生严重的脑梗死，其间也都是我给她调治好的。我们两个相依相伴，一路之上并非都是坦途，所幸的是我们终于相伴到老。所以，看待养生我又多了一层感悟：凡事都要想得开。

整个社会就是一个浮世绘，囊括众生百态，有的人名利双收，生活却并不愉快；有的人经济条件普通，日子却过得格外顺心、精彩。为什么会有如此大的差别？根源还是在心态上，聪明的人懂得知足常乐，而不是自找麻烦。

有很多人找我看病，多是因为心思太细，想的事情太多，不是操心这个，就是琢磨那个。因为肝有疏泄的作用，情绪舒畅能养肝，抑郁就会伤肝，思虑过多就会导致肝气郁结，哪儿都不舒服，除了给他开一些疏肝调气的药外，我还会多劝他一句："要放宽心，看开些！心情开朗，才能保持身体健康，一辈子才能过得平安。"

因此，要长寿必须先静心。只有心静下来，各脏腑功能才能协调运转，让人健康长寿。那么，该如何养心呢？

首先，要发展自己的兴趣。有了自己的兴趣爱好，就能让浮躁的心情变得平静，沉下心性，怡情养心。

其次，要保持心理平衡。对万事万物持有一颗平常心，不过多地计较得失，维持心态的平衡，这样眼界才能放宽，精神才会保持愉悦。

此外，养心还要养德。拥有美好的品德，做事情才能问心无愧，不会产生心理负担，时常保持内心的快乐。

总而言之，养生要懂得顺其自然，无论外界如何变化，把握了这一基本的养生之道，就不至于在养生的路上走偏，甚至误入歧途。养生还要懂得静下心来，慢慢去找寻属于自己的人生乐趣，别让养生成为一件苦差事。

养生不是戒这戒那的苦行

有很多人都会问我，人到九十，仍然头脑不衰、精神抖擞、容光焕发，其中有什么养生之道？

我回答他七个字：抽烟、喝酒、打麻将。

有人听后哈哈一笑，说："裴老，照您这么说，我肯定活得长寿。"

只听表面意思，你或许认为这只是一个无意甚至恶意的玩笑。其实，这看似不着调的养生经却有大智慧。

拿抽烟来说，谁能认为抽烟有好处？有烟瘾的人只是被"瘾"牵着走，他自己也讲不出抽烟的好处，之所以毫不顾忌地抽下去，大都怀着一种大义凛然奔赴刑场，置之死地而后生的决绝。而实际上，只要用对烟草，它就能治病。人类漫长的吸烟史，也正是源于烟草的药用价值。

古代医书记载：烟草能"通利九窍"。人的九窍包括两眼、两耳、两鼻孔、口、尿道、肛门，只有保持畅通无阻才能少生病。寒邪具有凝结、收引的作用，容易让体内气的运动受阻，而一切寒凝不通的症状，吸了燃烧烟草后的烟就能通。

三国时期，诸葛亮南下征蛮，士兵深受西南瘴气之毒，就是靠烟草把阴邪寒毒的癍毒逐出了体外。

为什么到了现在，抽烟成了一种"公害"？烟草虽然能治病，但也是在身体有寒凝不通类的病时才会用。而对现代人来说，吸烟已经成了"瘾"，烦闷、疲惫、无聊，这些都成为最充分的理由，以致一天烟不离手；抽烟还变成一种社交，递上一支烟，一段陌生的关系就会迅速熟络起来。最后的结果呢？烟的泛滥和大行其道，对人类来说不是自残就是互残。

从药性来讲，烟草，性味辛温，长期吸烟就容易生化内热，出现阴虚；烟草又有大毒，现代医学认为，烟草里毒性最大的就是尼古丁，会对身体各器官产生刺激，引发疾病。所以，烟草本来是好东西，只不过人们不讲究方法，过度吸烟，才扰乱了身体的平衡。

包括打麻将，打麻将能够锻炼人的反应力、记忆力、思考力，可沉迷于打麻将和麻将背后的金钱诱惑，打麻将也成了不良嗜好。

喝酒能够疏通经络、活血化瘀，但嗜酒如命，总是喝大酒，结果就伤了身。

正是因为没有把握好度，抽烟、喝酒、打麻将才害人害己。可只要控制好一个度，这三件事就成了怡人怡情的好事，不仅能治身体上的病，还能安抚随时可能波涛汹涌的心情。抽根烟放松放松，喝点酒怡怡情，和朋友打打麻将倾诉一下，心情就能重新恢复风平浪静。

现代人生活压力大，不如意之事十之八九，总要有一个"出气筒"，总是憋在心里，也会出大问题。所以，抽烟、喝酒、打麻将就成了让人放松的"安慰剂"。

不过，我可并不是在鼓励人们抽烟、喝酒、打麻将，也不是说原本没有这些习惯，经我这么一说就开始尝试。条条大路通罗马，我们的目的是"罗马"，而不是说只能沿着这三条路走。每个人都有自己的爱好，甚至戒不掉的嗜好，这些就是你的"路"。

　　一些养生大家，在说养生时往往会强调，这个不好，不能做；这个好，要多做……这种非此即彼的硬性规定把人们都赶上了一条"路"。

　　现在电视上各种各样的养生节目，不只老百姓们爱看，我妻子也很爱看。她身边原本就有一个老中医，但还是会受到那些养生方法的影响。这不，她有一次看养生节目，上面说不让吃盐，结果你给她盐她就觉得是害她，凡是吃的饭菜里都不能放盐。她说："以前吃盐太多了，还爱吃咸菜，没有咸菜不能吃饭，现在我得节制，再不能吃盐了。"

　　无论我怎么劝，她就是不吃，一吃就烦躁不安。结果，三天以后就晕倒了。到医院一检查，身体里缺钠缺得厉害，再这样下去很可能就该抽了。

　　所以，面对现在纷繁复杂的养生"圣经"，我们在取舍的时候也要擦亮双眼，不要只知道"听话"，盲目地跟着走。所以，要养生，一定要懂得适可而止。这种对"度"的把握，就是中医一直强调的阴阳平衡。不只抽烟、喝酒、打麻将讲究阴阳平衡，万事万物也都是如此，太过则伤，不及又容易矫枉过正。

　　我也爱好打麻将，闲下来就会和家里人打几圈。不过，我打麻将不为赢钱，相反，我还会给"牌友"发钱，一人先给一百块，然后再开始。这样，无论打输、打赢，都不至于影响心情。

　　打麻将必须专心，全程都要全神贯注，盯着上家，看着下家，防着对家，算牌、猜牌、记牌……这时，头脑会处于一种高速运转的状态。所以，我只是借助这种完全放松的游戏，锻炼锻炼头脑。而且，我打麻将从来都是有度的，每次只打四圈。

　　因此，在我的养生经里，不会让你强力戒掉喝酒、抽烟、打麻将，但也不会鼓励你这么做。对于这些"不良嗜好"，我只是引导你少做，遵循一个最低限度，平衡就好。什么是平衡，就是身体舒服又不会生病。

● 不谈快乐，养生只是一个空壳

　　健康难得，为了保住健康，人们开始掀起一股养生狂热。可如何养生呢？人们虽不知道什么方法是对的，谁说的是正确的，但首先会暗示自己：不能再随心所欲下去，一定要做点什么！

　　人们开始戒烟、戒酒、饮食清淡、多做运动，终归一点：改变以往不好的生活方式。于是，一切都谨小慎微、小心翼翼，到处都是不可碰触的"清规戒律"。

　　当然，我们的身体的确有了变化，健康的生活习惯肯定能起到它应有的作用。可你也会发现，生活也成了乏味的事情，每天完成多少运动，每天花尽心思做出一顿饭，这个不能碰，那个不能做，把自己放进了一个坚不可摧的保护膜里。只有在这个保护膜里，你才能安心，越过这一界线，心理上就会备受压力。试问，这种焦虑不安的精神状态如何能保住我们的健康？

　　养生的最终目的应该是快乐、健康，没有了快乐、没有了欲望，身体也只是一具运转良好、维护得当的机器。

　　所以，很多人其实都陷入了一个养生误区——太会养生。听说醋好，立即开始制订吃醋计划，却不知道吃醋也分人，胃酸过多再吃醋，无异于火上浇油；听说杂粮养人，每顿饭都吃杂粮，却吃得自己没了食欲，一到吃饭就愁……

　　什么才是真正的养生术呢？在决定吃什么、做什么的时候，不妨问问自己的内心，我喜欢吃什么，我喜欢做什么？由内心去权衡，让生活变得更加随意一些。

　　这也是养生术？没错！孔子早就告诉了我们这个道理，"七十而从心所欲，不逾矩。"人到了70岁就能随心所欲，但又不越出规矩。"从心所欲"只是人生的一种境界，不是说人到70岁才有"从心所欲"的权利。

所以，真正的养生，不是让人身体受苦、内心痛苦的清规戒律，那些长寿老人，很少是清心寡欲的，他们的生活一定是让他们最舒服、感到最有乐趣的。

简单一句话，养生不过是平常人做平常事、做快乐的事。养生要从心所欲，考虑身体的本能，不跟它对着来。养生真正要学会的，只是在从心所欲的基础上，如何不越出规矩。

疾病会带给人痛苦、死亡，而养生应该是走向它的反面，为人生带来健康、快乐。我们常常只关注了健康，甚至以牺牲快乐换取健康，可不谈快乐，养生只是一个空壳。

懂得拒绝，让生活气更顺

在病人的眼中，我是个中医大夫，可能话不太多，但一定都是乐呵呵的，脾气很好。可在同事、朋友、学生的眼里，我却有另一副面孔，可能有人会说我"傻"，有人会说我脾气倔，有人会说我行事古怪。

记得1956年我刚刚进入北京儿童医院工作的时候，医院给我开出的工资是每月160元，那时普通工薪阶层的工资不过几十元，我认为太高，一再要求往下减。我说出这个请求后，院长的表情带着不可思议，可看我如此强烈要求，最终定到了120元。

因为这件事情，很多同事都认为我"傻"，哪有人主动提出把工资下调的？

而在朋友眼里，我还有一大行事古怪的行为，婚丧嫁娶，所有的事很少参加。丧事，不免让人徒生悲伤，不参加或许容易理解，可结婚是件多么让人高兴的事，为什么也不参加呢？很多人捉摸不透。

进入儿童医院工作后，我做了几件让我成名的事情。在20世纪50年代，从脑炎到黄疸，这些都是让中西医挠头的难题，为了取得攻克性治疗结果，我和同事们都心无旁骛地扑在了工作上，把这些疑难重症的治愈率提高到了90%以上。看到病人在我和同事们的努力下转危为安，也是我们做大夫最有成就感、最感到欣慰的时刻。因为在这些方面有突出贡献，我也闯出了些名气。

成名之后，经常有各种参加活动的机会，有时还有领导接见，如果我有心，大可以借这些机会好好地替自己宣传一下，可遇到这种情况，我却能推就推，能让就让。但是，医院为了庆祝六一儿童节举行义诊活动，尽管年事已高，我并没有推，随请随到，在那里忙碌了一整天。

学生们都不理解，老师到底是有时间还是没时间？既然有时间参加义诊，为什么不能腾出些时间，利用大好的宣传机会为自己宣传一下呢？

因为我所做的这些超出常人理解范围的事情，很多人会说，这人脾气真怪，甚至有些"傻"。实际上我自有我的理由，里面也蕴含着我一直奉行的养生之道。

我为什么不参加婚丧嫁娶，为什么主动提出下调工资，为什么不借机宣传自己，原因就是避免动气。

婚丧嫁娶，会让人过喜或过悲；而过高的工资对于我来说是"利"，对外宣传对于我来说是"名"，如果接受了这些名利上的诱惑，也会让我失去一颗平常之心。而中医认为，这种情绪上的大起大落最易动气。

不能动气，难道是说人不能生气？实际上，此"气"并非完全指生气，这里的"气"说的是一个中医概念。

要定义中医所指的"气"的确有些复杂，从广义来看，气几乎可以涵盖整个中医学中的概念，可以用它来形容经络之气、脏腑之气、天地之气、疫疠之气、病邪之气、水谷之气、元气等。而从狭义来看，"气"指的是气的充盈状态或运行状态，以及由此产生的几种常见问题：气不足、气有余、气机升降失常等。

气在人体中有着怎样的作用呢？打个比方，在人体内，把五脏六腑比作各大城市，那么身体内的大小经络就相当于联系各大城市的马路，气和血就是这些大大小小的马路上运输的能源物质，也维持着各大脏腑的功能。这时，供给任何一个脏腑的气少了或者过多了，或者中途被堵在了路上，都会导致严重的后果——产生疾病。

● 气不足，人就会虚

气不足，其实很容易理解，就像一个里面气不多的足球，表面看来一切正常，但里面的气是虚的，只能够勉强弹跳几下。如果不去管，里面的气会继续往外跑，直至"气衰竭"便没有挽回的余地，也就意味着生命垂危。

气不足主要表现为：经常感到劳累，疲倦，记忆力变差，抵抗力降低，性能力下降，冬天四肢冰凉，夏天四肢发热。

如果气正常，四肢的温度应该是反过来的，冬天微温，夏天发凉。因为人体内的气处于流动状态，不仅能维持生命，还能调节人的体温，从功能上来说，气就是人体的空调，气充足就有足够的动力调整血的供应量，将血顺利送到四肢，让四肢末端在夏天降温，在冬天升温；气不足时，便只能维持身体最主要的躯干部位或重要脏器的血供给，四肢作为末端得到的供给会很少，所以四肢到了夏天就会发热，到了冬天就会变凉。

是什么原因导致气不足呢？

（1）过度的劳累。身体过度劳累，气也会被过度消耗，出现"气不足"的亏虚状态。

（2）营养供给不足。营养的消耗和补给应当是平衡的，如果补充的数量不足，无法满足身体的消耗，入不敷出，就会导致气不足。

（3）情绪影响。中医认为，悲伤肺，肺是提供气的重要脏器，过度悲伤导致肺功能不足，就会影响气的状态。

● 气有余便是"火"

气有余，是指身体内的气过多，无法被消耗出去。中医认为"气有余便是火"，气没有去处、无事可做，就会在体内惹是生非，让人处于"上火"的状态。所以，给足球打足了气，常常会不听使唤，如果继续打气，甚至可能会"砰"的一声爆裂。气在人体内也会引发这一灾难，许多高血压或是心脑血管病人就是因为"气有余"导致血管破裂。

所以，气有余主要表现为容易发怒，容易上火。

是什么原因导致的气有余呢？

（1）发怒。爱发怒的人，恼怒就会变成身体里的火气，导致气有余。

（2）吃得太好。每天大鱼大肉，身体吸收了大量营养却无法消耗出去，就会导致气有余。

（3）过度安逸。有需求才能产生消耗，可现在的人不是宅在家里，就是坐在办公室，没有机会消耗身体里多余的能量，就会导致气有余。

从气不足或气有余的情况来看，动感情其实最易伤气。

● 气的运动失调是百病之源

《黄帝内经》认为："怒伤肝，喜伤心，悲伤肺，忧思伤脾，惊恐伤肾，百病皆生于气。"《素问》中对"百病皆生于气"还有一段阐述："余知百病生于气也，怒则气上，喜则气缓，悲则气消，恐则气下，寒则气收，炅则气泄，惊则气乱，劳则气耗，思则气结。"

可见，人的七种情绪，怒、喜、悲、恐、惊、劳、思，都会影响到气。这七种情绪主要影响的就是气在人体内的运动，也就是气机。气机是中医术语，简单来讲就是指"气的运动"。在大自然中，气是不断运动的，人体中的气也是如此，或升，或降，或出，或入。

其中，怒则气上，是说过于愤怒会影响肝气的运行，导致肝气上逆，让人面红目赤、吐血，甚至昏倒。其实，这些也都是我们在生了大气之后的几种表现。喜则气缓，是说过于高兴就会让心气涣散，精神不集中，比如开始发狂、变得痴呆。悲则气消，是说过度悲伤会导致肺气抑郁，让人意志消沉。恐则气下，是说恐惧会伤肾，所以很多人会被吓得二便失禁。惊则气乱，是说受惊后，气就会到处乱跑，让人惊慌失措，进而导致疾病。思则气结，是说忧思过度就会影响脾胃的运化功能，让人腹胀、食欲减退、便溏等。

原则上，只要气的运动流畅无阻便不会致病，七情一旦过度，就会导致气机升降失常，气血运行紊乱，而不良情绪在让人气机变得紊乱的同时，还可能在体内脏腑中爆发事故，伤到内脏。

在形容人极度悲伤时，会说肝肠寸断，实际上这真的不是夸大事实，的确存在因为惊吓过度导致小肠穿孔的病例。《世说新语》还专门讲述了一个叫"肝肠寸断"的故事：

一个官员带着部下去四川，经过三峡时，这个官员的部下逮到一只小猴。母猴见到自己的孩子被捉住，却又无法抢回，跟着船一路哀嚎，跑了一百多里。后来，母猴逮着机会跳上了船，可一跳到船上就长嚎一声气绝身亡。人们把母猴的肚子剖开，竟然看到"肠皆寸寸断"，这就是母猴因为过度担心自己的孩子，肠子多处穿孔的结果。

一般情况下，情绪是人的正常反应，悲伤时大哭，高兴时大笑，并不一定就致病，只有突然、强烈或持续的情绪刺激，完全超出了身体的调控能力，才会导致气机运行紊乱，甚至直接伤害内脏。所以，要懂得调整好心态，切忌大喜大悲。

● 养生首先要调气

《黄帝内经》中提道："恬淡虚无，真气从之，精神内守，病安从来？"这实际就是帮助现代人调气的良方。

什么是恬淡？可以用一个"静"字来概括。"恬淡"是让人淡去名利等种种欲望，不贪婪，拿得起放得下，烦恼自然会少。现在，我在出诊之余，每天散散步，养养花，清心寡欲，这一直是我的养生之道，让我每天无忧无虑，心性像儿童一般。

什么是"虚无"？虚无不是无所事事，什么都不做，而是一种心态上的要求，让人学会放下，而不是死守不放。心放松下来，人体的气就会正常运行，摆脱病态。

"真气"是人先天之气、后天之气的结合，真气正常运行，人体就是健康的。但人的喜、怒、忧、思、悲、恐、惊七情过度，就会破坏真气的正常运行，生出疾病。所以，只有心气平和，才能确保"真气从之"，让人健康长寿。

"精神内守"分别指的是"精"的内守和"神"的内守。精主要指肾精。肾为先天之本，肾精充足就会滋养大脑，让人耳聪目明。如何让肾精内守呢？就是让肾精不外泄，不要产生过分的淫欲之念。

神主宰着人的生命活动。心神不守，就会让人无法集中注意力，心猿意马。如何养心神呢？中医认为，"动以养形，静以养神"。通过"静"养神包括两层含义：一方面是说心要清静，不要过度动用心思；另一方面是说不要让身体过度劳累。所以，以静养神，实际是要实现生理、心理的双重平衡。当然，以静养神也不能脱离运动，否则，即使养出神来也不能长久维持。

"病安从来"是说，当做到"恬淡虚无，真气从之，精神内守"后，疾病也会离你越来越远。

掌握四季变化是养命的根本

　　1956年，我正式进入北京儿童医院工作，开始从事儿科疾病的诊疗。如今算下来，已经有将近60年的时间了。

　　几十年下来，我发现儿科竟然有淡季、旺季之分。生病怎么会有淡季和旺季呢？实际上，这只在儿科里明显突出。

　　小朋友过完暑假，八九月份迎来开学季。可上学一周到两周后，很多小朋友都病倒了，因为他们对秋天的天气不适应，小朋友又不注意喝水，不会照顾自己，再加上交叉感染，这时候旺季就来了。

　　不只是儿童，成人往往也敌不过"秋老虎"的威力。秋天气候干燥、冷暖多变，身体一时间没办法适应，长期劳累过度的年轻人或身体虚弱的老年人就特别容易生病，像是秋季多发的呼吸道疾病、皮肤病，甚至引起旧病复发。

　　所以每当这个时候，我就嘱咐我的学生，秋天要特别注意润燥，这时候病人多会同时伴有口干舌燥、皮肤干燥等燥象，治疗的过程中必须兼顾养阴润燥。

　　每当看到这样明显的季节性疾病到来，我都在想：如果能够提前预防，在秋季吃一些滋阴润燥的、润肺的食物，不是就能在很大程度上避免生病吗？虽然说大夫的职责在治病救人，可有的时候，让老百姓们多了解点防病、健身的养生知识更加重要。就拿润秋燥来说，这是很简单的一件事情，多吃些梨、百合、银耳、荸荠等润肺的食物，或者喝些润肺的代茶饮，比如说五汁饮，秋燥不就轻松解决了吗？

所以，懂得四季的变化，顺应大自然的时节，做当下的事，吃当季的食物，往往就能赶跑疾病。这个道理，我们的老祖先早在两千多年前就明白了——人必须顺应自然，顺应四季变化。

● 起居"顺"四时

人就像一棵树。冬季，树叶全部落下，这时营养开始向树根聚积，留给枝叶的营养相对来说就少了；春季，根部的营养又开始向树叶疏散；夏季，枝叶茂盛，由于枝叶占据了大部分营养，和冬季时相比，根部的营养会比较少。

人也是如此。树叶的营养就相当于人体的气血。春季，气血从身体内部向体表走；夏季，体表的气血充足，内部的气血相对空虚。如此一来，就能理解夏季为什么会成为胃肠道疾病的高发期了，因为这时人体内部的气血最为空虚，容易招来外邪的侵扰；秋冬季节又是感冒的高发期，原因也是秋冬季节体表的气血不足，对外界病邪抵抗能力变低。

所以，人体也是"顺时"而动的，要与四季自然环境的特点保持一致。这时候，我们的起居时间、活动就要根据四季的不同特点做出调整。简单来说，起居要懂得"跟着太阳走"。

春季万物升发，容易"春困"，这时要"夜卧早起，广步于庭"，也就是说天黑以后就睡觉，天亮了就起床。为什么要这么晚睡？因为春季的气血是向外走的，晚上早点睡有助于避藏阴气，恢复气血。"广步于庭"

是说，春季要经常到野外散散步，感受自然界中万物生发的气息，舒缓肝气，与自然融为一体。

夏季白天时间长，晚上时间较短，要注意"晚卧早起，无厌于日"。"晚卧早起"是说，夏天可以睡得时间晚一点，晚上24点之前就可以，早上起床要早，跟着太阳走，这样有助于阳气的生发，哪怕中午再补觉也可以。需要注意的是，在炎炎夏日，人的情绪容易跟着温度上升而表现出"上火"的症状，容易发脾气，可怒不受控制又会加剧耗散体表的气血，导致气血空虚。内部本来就气血空虚了，现在里外都空虚了，人就更容易生病了。因此，夏季学会控制情绪，也是重要的养生环节。

秋季，在起居生活方面要注意"早卧早起，与鸡俱兴"。鸡为什么天黑后就准时回鸡窝了？因为鸡有夜盲症。而到了秋天，睡觉、起床都要跟着鸡走，鸡进窝了就说明到睡觉的时间了，鸡早上出鸡窝，也就该起床了，所以，秋季要早睡早起。

你也许会问，睡的时间是不是有点长了？实际上，之所以延长睡眠时间，主要目的是让体表的气血顺利收到体内。白天的时候，阳气都在外面，到了晚上就要收归到体内了，按照鸡的生物钟，早睡早起，才能给气血充足的时间往体内慢慢储藏。

在情绪方面要注意，秋季万物开始凋零，这时人容易产生"悲秋"的情绪。但秋天又要注意控制这种情绪，否则悲一过度就容易伤肺。

冬季，在起居上要注意"早卧晚起，必待日光"。可以说，冬天给了我们一个光明正大偷"懒"的理由，可以早睡晚起，等太阳出来了再起床。可是，有些老年人在大冬天也会赶早去公园锻炼，这种"好习惯"反倒对身体不利，正好违背了"冬藏"的特点。

冬天，天地都处于一种闭藏的状态，植物的营养都被藏到了根部，动物也开始冬眠，如果在冬天起早去锻炼或做过于激烈的锻炼，毛孔就会张开，这时候精气也就顺着张开的毛孔跑了出去，好不容易储存的精气都白费了。而且，冬天寒冷刺骨，毛孔一张开又容易感受寒邪，随之生病。所以，冬天锻炼要等到太阳升起后再进行，最好跟着太阳跑。太阳落山后，就要尽量减少外出活动，直接回家，顺应"冬藏"的特点。

● 饮食"顺"四时

春季和肝相对应，春季的重点就是养肝。

春天容易肝火旺，所以要少吃酸，多吃甜，否则会使肝火更旺。甜味的食物有大枣、山药、小米、糯米、高粱、薏米、豇豆、扁豆、黄豆、甘蓝、菠菜、胡萝卜、芋头、红薯、土豆、南瓜、黑木耳、香菇、桂圆、栗子等。此外，春天还要多吃一些当季的绿叶蔬菜，如白菜、生菜、菠菜、油麦菜、苋菜、韭菜等，以补益肝胆。

春天的气候干燥多风，往往容易口干舌燥，说明体内有些燥了，饮食应该以清淡为主，少吃油腻、热性食物，如羊肉、荞麦、炒花生、炒瓜子及辛辣的食物等。黄瓜、冬瓜、绿豆芽等都是寒性食物，春天也要减量少吃，否则会影响春天阳气的升发。

夏季和心相对应，重点是补心。

为了防止出现胸闷、气短、汗多等夏天的"应季病"，可以喝些用麦冬、五味子泡水的代茶饮，既有助于补气，还可以清肺热，滋养心气。

此外，夏季气候湿热，要吃些有利于生津止渴、除烦解暑、清热泻火、排毒通便的凉性食物，包括苦瓜、冬瓜、南瓜、西瓜、西红柿、丝瓜、黄瓜、草莓、樱桃、鱼、蛋、山药、马齿苋、莲子等。因为夏天脾胃较虚，最好选择容易消化、富有营养的食物，帮助调理脾胃，把脾胃调理好了，秋季才能更好地进补。此外，夏季是肠道疾病的多发季节，可以吃些杀菌的食物帮助预防，如大蒜、洋葱、韭菜、大葱等。

秋季和肺相对应，秋季的重点就是补肺。

秋天要多吃些补肺润燥的食物，如花生、西米、银耳、蜂蜜、香蕉、枇杷、柿子、苹果、桃子、梨、百合、牛奶、豆腐、苦瓜、萝卜、黄花菜、马齿苋、莲藕、山药、芋头、牛肉等。秋季是进补的最佳时节，秋季补好了身体，其实也是在为冬天打好基础，养出身体的抗寒能力，所以平常可以多吃些南瓜、莲子、桂圆、黑芝麻、红枣、核桃等清补的食物。

冬天和肾相对应，重点是补肾。

冬天要注意补肾，可多吃些羊肉、韭菜、虾、猪骨等。除了补肾外，冬季也是进补的主要季节，人经过炎夏后，身体消耗很大，秋天进补就是为了弥补过虚的身体，到了冬天就是营养储存的季节了。所以，冬天最主要的目的就是进补，继续改变虚弱状态，这相当于给身体的一份"健康投资"。冬天进补可以吃羊肉、鸽肉，牛肉、虾类、莲藕、大白菜、油菜、山芋、红枣、萝卜、海带、芝麻、黑米、黑木耳等。

食物是身体营养物质的来源，饮食养生也是养生方法中非常重要的一环，有的人甚至提到养生，首先问的就是应该吃些什么。不过，吃还真不是一件简单的事情，按照季节来吃是需要遵循的最基本原则，除此之外，我们还要学会如何吃，否则，"营养"不但成了身体的负担，还会助纣为虐，养出病来。

饮食有度，过剩的营养是"浊毒"

某天中午，我突然接到一个电话："裴大夫，我是××的妈妈，我们家孩子的咳嗽突然间又变严重了，这可怎么办？现在咳得还挺厉害。"

我认识这个孩子，得的是慢性咳嗽，咳嗽的时间差不多有半年了。两个月前才过来我这边调理，上个星期复诊时，情况已经好了很多。

听到孩子咳嗽又严重了，我的第一反应就是："是不是给孩子吃了什么？！"

当时我的语气有些严厉，因为之前一直提醒孩子的妈妈，孩子的咳嗽主要是积食引起的，所以千万要注意忌口，不能乱吃东西，否则会越来越严重。没想到，还是发生了我最不想看到的事情。

只听孩子的妈妈在电话那头弱弱地回道："我看孩子快好了，之前已经忌口了那么长时间，想让孩子好好吃一顿，结果就……"

到底是孩子的亲妈，但也不是这么个爱法啊，可没有办法，我们当大夫的只能继续给孩子调理。

为什么只是吃了一顿好的，咳嗽就加重了？俗话说"吃药不忌口，坏了医生手"，因为有些情况下，在吃上稍不注意就可能加重病情。

　　提到咳嗽，很多家长以为和肺有关，但积食也是孩子咳嗽的重要原因。我在临床上看到很多父母并不知道这一点，因为积食引起的咳嗽和普通感冒程度差不多，很多家长可能直接带孩子去看感冒或肺部感染了。因为不对症，病情不见好转，孩子就会被拖成慢性咳嗽。

　　最初这个家长听到我说是积食引起的咳嗽也很纳闷："积食不就是吃多了吗，怎么会引起咳嗽呢？我还是有些不理解。"

　　的确，中医的很多理论常常会让人感觉莫名其妙，譬如，都觉得痰多是肺的问题，但这其实也跟脾有关，因为在中医看来"脾胃是生痰之源，肺是储痰之器"，也就是说，脾胃才是生痰的地方，肺只负责储存痰液，等待着被排出体外。

　　积食为什么会导致咳嗽？这都是胃太疲劳的缘故。如果吃得太多，胃里一天到晚都有东西，就属于积食了。这样一来，胃就要不停地工作，不停地腐熟食物，不停地消化。结果，胃就顾不上肺了。胃和肺怎么会扯上关系呢？实际上它们的关系非常亲密，"脾胃为肺之母"，母亲病了就会影响到儿子，所以肺的功能也跟着变弱，让外邪有了可乘之机，导致孩子咳嗽、流鼻涕、感冒等。

　　而且，小孩还有一个特点特别容易积食，因为大部分孩子的脾胃仍然太娇弱，吃了太多食物，很容易就堆积在胃里了。如果吃的又是大鱼大肉、油炸、奶油蛋糕等不容易消化的食物，脾胃运转起来就会更困难，最后直接导致脾胃功能减弱。

　　既然积食引起的咳嗽如此具有迷惑性，有什么简单的辨证方法呢？其实非常容易辨认，如果孩子有口臭，大便也很臭，发热的时候肚子很烫背不烫。并且手心很烫手背不烫，而且脸蛋偏红、一边发烫，基本就可以判断是积食了。

　　第二天，孩子的妈妈把孩子带了过来，我又赶紧按照孩子的情况重新开了方子。在他们临走之前又叮嘱了妈妈一番："这次是不是就长记性了？以后一定不能给孩子乱吃东西，即使孩子痊愈了也一样。所以，时刻得注意饮食有度。"

"对，绝对不会有第二次了。看到孩子咳嗽又严重了，我也很自责。"孩子的妈妈说话的时候，态度非常诚恳，看来已经意识到问题的严重性了。

事实上，不只是孩子积食问题多，成人的问题也不小。

吃饭的问题总是人类的大事，人们可以不在乎吃什么，却绝对不会忘记吃饭。一番狼吞虎咽，食物就进了胃，可这之后食物会在身体内如何反应呢？我们看不到。所以直接眼不见心不烦，不管它的去向。殊不知，吃不对、吃太多都是在为身体储备"身体垃圾"。

● 营养过剩是"浊毒"的温床

人吃进去的食物有个定数，食物在体内的消化也有个定数，如果吃进去的食物没有度，远远超过了身体的消化能力，就会造成营养过剩。

过剩的营养留在体内会有什么后果？这就是身体产生"浊毒"。

在吃饱、穿暖都成问题的时代，很少有人得糖尿病、肿瘤、癌症，为何在现代却多了起来？如果把这些都看成是"浊毒"，似乎就很容易理解了，实际上这些病都是吃出来的。所以，"浊毒"应该是个富贵病，也是典型的现代病。

什么是"毒"？

食物吃进体内后，还要排出体外，如果吃进去的是十，排出来的却是三，这多余的留在体内就成了"毒"。

什么是"浊"？

在中医看来，人体内的物质原本是清洁而流动的，一旦由于某种原因让它丧失这种特性，变得混浊且浓稠，人就会生病，这便是"浊"。

体内有了"浊"，可能在身体内生出痰、脂肪、湿……如果体内长时间、大量地停滞着"浊"，身体内的火就会把"浊"煎熬成瘀血。毒更严重，直接就是发炎、化脓等。

所以，"浊毒"既是身体生病的产物，也是让人生病的元凶。要认识现代社会的这些病，就要好好认识一下"浊毒"。

"浊"就像一塘营养过剩的水，里面有很多营养物质。水中营养物质过盛，水草、藻类就会疯狂生长，甚至泛滥成灾。那么，身体里的"浊"会养出什么呢？

蛋白质、脂肪，这些我们吃进嘴里的营养物质，后续的转化却是宽泛、复杂的，它们既可以是人体热能的来源，也可以组成身体上的肌肉、经筋、骨髓。如果营养物质多出来，就会导致营养过剩。对于人体来说，这部分营养无法被消化，也无法被利用，但这并不意味着它们没用。这时身体内的不法分子，如潜在的肿瘤因子等就会接收这些"废物"，供自己享用，一旦时机成熟就会变成令人谈之色变的肿瘤。

"浊"还有一个变为"毒"的过程。浊可能会积留在身体的某个部位，人体的排异系统充当着身体的保安，发现它后就会发出警报，拿起武器和它对抗，这时就形成了炎症；如果浊太过强大，排异系统没法和它相抗衡，就会被浊拉入自己的阵营，生成脓样的"毒"。

看到孩子或大人有营养过剩的问题，我总会让他们开始忌口。忌口，相当于断绝了"浊"的营养，与此同时还能提升正气，正气变强后自然就会展开反围剿。

不过，这场反围剿的胜方却不一定是身体的正气。在交战过程中，浊毒可能会抢走正气的营养，甚至直接占了正气的地盘发展自己的势力。由此可见浊毒的顽强。

营养过剩会生"浊毒"，而吃多了多酸、多水、多甜的，含有丰富营养的食物，身体内的过剩营养就生成了痰，过剩的水就成了湿。

脾有运化精微、运化水液的功能，如果脾运化功能失常，"湿"就会停滞，把脾困住。而脾又最怕湿，被困住后很可能就昏了头，失去了分清辨浊的能力。结果，掺杂在食物中的浊的精微直接被吸收进来，让身体内的"浊毒"更严重。

● 饮食要有度，与五味相和

养生什么最重要，就是饮食有度。

饮食要有度，这是说每日的进食量必须恰到好处，不要让自己饿着，也不要把自己吃撑了。脾胃是食物消化、吸收、运输、储存的器官，吃得过多，让脾胃超负荷运转，人就容易生病。有些人却又吃得过少，这对健康同样不利，因为营养变少了，身体就会虚弱不堪。所以，吃饭必须饥饱适中，才不会因为过饥过饱、饮食无度伤了五脏。

除了饮食有度之外，饮食也要讲究方法，必须跟着"五味"走。五味，是食物的酸、苦、甘、辛、咸五种味道。从根源上来说，药食是同源的，因此这五种味道的作用和中药五味的作用是相通的。所以，五味的食物也可以补益脏腑，例如，酸先入肝，苦先入心，甘先入脾，辛先入肺，咸先入肾。不过，五味养五脏也不能过度，否则也会伤人。下面的表格列出了五味食物的宜忌，在饮食养生的过程中可以多加利用。

	五味养五脏	五味伤五脏	禁忌
酸	酸味补肝。春天肝气生发，可以多吃些木瓜、酸枣、梅子、柠檬、菠萝等酸味的时令鲜果，既能促进食欲，健脾开胃，还有增强肝脏功能的作用	吃了过多的酸味食物，肝气就会偏盛，肝盛又会伤脾，导致脾气衰竭	脾、胃病忌酸味
甜	甘味补脾。山药、南瓜、米饭、红薯等甘甜食物可补养气血、调和脾胃	吃了过多的甘味食物，会导致筋脉受损而变得松弛，人也打不起精神	脾、胃病忌甘味
苦	苦味清心。夏天可以多吃些苦菜、苦瓜、大头菜、百合、白果等苦味食物，不仅清心火，还可以养心	吃了过多苦味食物，就会损伤心气，心主血脉、主神志，心的功能受到影响，就会让人心跳急促、烦闷	肺病忌苦味
辛	辛味养肺，辛不只包括辣，那些腥膻、味儿冲的食物也都属于"辛"，如羊肉、大葱、韭菜等，秋天可多吃点辛味的食物，以增强肺气	吃了过多的辛味食物，会让人心烦胸闷，脸色偏黑	肝病忌辛味
咸	咸味滋肾，这里所说的咸是指那些天然咸的食物，如苋菜、紫菜、海带、海参、螃蟹等，它们一般都具有补肾的作用	吃了过多咸味的食物，骨质受损，肌肉也就变得消瘦萎缩	心肾病忌咸味

90岁老中医的养生操

我的邻居老赵五十多岁，已经退休了。前几年，他突然出现了大脑供血不足的情况，缺血严重，有时候刚从座位上站起来，眼前就突然黑了，感觉天旋地转，要缓上好大一会儿。有一阵特别严重，到什么程度呢，有一次他开门回家，关上门扭头往回走，却突然摔到了地上。

有一天，我回家时正好碰到他，他赶紧向我"汇报"了这一情况，长叹口气说道："裴老，您看我，说晕就晕了，感觉自己的身体比女人还差。"

总觉得头晕，脑供血不足，这是什么原因呢？脑供血不足在50岁以上的老年人中很常见，属于脑血管病，但比脑卒中、脑梗死等病情要轻。现代科学认为这是人脑中某一局部的血液供应不足，以致造成了脑功能的障碍。而在中医看来，这实际就是气血运行不畅的结果。

中医认为，慢性脑供血不足属于"眩晕""头痛"等病的范畴之内，由此也能知道，脑供血不足最主要的症状表现就是头晕、头痛。

中老年人年纪大、气血相对来说较为匮乏，在年老体衰之时，气血又瘀滞了，慢慢地，脑就会供血不足。中医治疗这类疾病会采用标本兼治的方法，治本就是养气血，通过药物、食疗补足气血；治标就是通过活血祛瘀，解决头晕、头痛这些外在症状。从两方面入手，彻底改善大脑供血不足的情况。

我看到他脸上的气色还可以，说明身体里的气血还不是特别虚，病情并不太严重，于是给他推荐了一种养生操，让身体里瘀滞的气血通起来。我告诉他："要解决你的问题其实每天梳头发就可以，你按照我教给你的梳头方法，每天早晚做一遍，长期坚持，恢复身体里的气血，头晕的症状就能改善了。"

"每天梳头就可以，这么简单？"听了我的话，他流露出不可思议的神情。

"没错，就是梳头发。虽然方法很简单，但长期坚持下来可是很考验人的耐心的。不过，一旦坚持下来就会带给你很多惊喜、好处。实际上，我每天早晚也都会按照这个方法梳头，一直坚持了几十年。"我跟他解释。

他听到我每天都在坚持，又仔细看了看我的头发，问道："我早就注意到您的头发又浓又密又黑，难道也是常年这么梳头的原因？"

那时我也就六七十岁，头发又浓又黑或许没有多么大惊小怪。可是现在90岁了，人们看到我不免要惊叹一下："裴老，您看您已经这么高龄了，不仅气色好，头发还这么浓密，比我们年轻人还好，是如何保养的？"

要想让头发浓密、黝黑，年轻时可以多补充营养，多护理护理头发；但到了我这个年纪只靠这些已经不行，各项生理功能都在减退，单纯地补充营养已经无济于事，必须从根本上护理头发。而发为血之余，这时就要注意调气血来营养发质，而我养气生血的方法之一就是每天早晚梳一次头。

这里也揭示了气血对身体的重要意义，所以很多中医理论都在强调，养生就是在养气血。

根据中医的理论，头为诸阳之会，身体里的气血都会奔着头去。所以，头最怕堵，一旦出现气血瘀滞，心血管疾病、脑梗死之类的问题就会找上门来。这时候用手指梳梳头，按摩按摩头皮，头部顿时就能感受到一阵清爽，慢慢坚持下来，每天早晚做一遍，到时就会发现脱发、白头发、头发稀少、头皮屑严重等头发问题，以及头晕、头痛等心脑血管问题竟然基本上都解决了。所以，我可以很夸张地告诉你，梳头就是能消除百病。

那么，应该如何梳头呢？

我们用手直接当梳子，双手手指微微打开，弯曲，呈现出放松状态，同时插入头发中间，从额头发际开始向后梳拢头发，直至到达后发际。梳头发的时候，动作要尽量柔和，从前往后揉上二三十次就行。一边梳头发，手指的各个指肚还要同时揉搓一下头皮，慢慢在头皮上移走，每动一步，就按一下，用一点劲就可以。

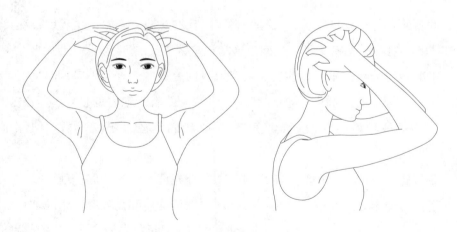

手梳头

我们的头上有几十个穴位，头皮上每一点的按压，作用其实就相当于针灸。但不懂中医也不用费心去找到底是什么穴位，一梳头那些穴位其实就都"一网打尽"了，感觉到哪儿一点有点疼，就说明那里有阻塞，然后反复揉上几下。尤其是发现了结节、疙瘩，更要格外注意，一定要坚持把这个瘀滞点慢慢揉开。坚持这样按摩之后，气血就上来了，血液循环也会变快，气血瘀滞的情况也就得到了改善。

从此以后，我这个老邻居也开始坚持用手指梳头，按摩头皮。半年之后，他满脸高兴地找到我，告诉我头晕的情况已经明显改善了。一年之后，症状竟然消失了。所以，梳头确实对气血有很大改善。

除此之外，我在这里还要介绍另外几种养生操，帮助强身健体。

● 拍出来的心肺功能

很多人一提到养生就想到滋补肝肾，大量吃一些滋补肝肾的食物，毫无疑问这一点很重要，但是很多人却都忽视了心肺功能的问题。其实，心肺功能正常了，对人体的健康更加重要，因为心泵血量的多少以及肺吸入氧气的多少，直接影响到人体的免疫力。所以把心肺功能提高了，人体的健康会更上一个台阶，在我的养生观念里也一直提倡通过运动来提高心肺功能。

在这里我推荐一个适合很多人一起做的运动——踢毽子。三五个人一组，找一块空旷的场地在一起踢毽子，不仅锻炼了身体，整个过程也都充满了欢乐，在这样良好的情绪中，顺便就锻炼了心肺功能。而且，踢毽子也不要求什么高级设备，也不要求多么大的场地，可以说老少皆宜。

关于养心肺，我这里还有一个独门绝学，就是靠拍拍打打。

我儿子下班回家，有时候就会给我拍拍背，一边拍背一边聊天，拍完背以后就会感觉整个人都舒服了。对于久病卧床的老人，当子女的也要多注意给病人翻一翻身，在后背上拍一拍，避免长褥疮，增加后背的血液循环。年轻人工作紧张，总是伏案工作、盯着电脑，平常每隔一两个小时休息的时候也可以两个人互相之间拍一拍背，不仅对心肺功能有好处，还能防止颈椎病。

所以，拍背和拍肺实际上是一回事，肺主要的位置就是在背的上部。如果小朋友咳嗽，痰总咳不出来，小孩也不会吐痰，作为家长就可以给孩子拍拍肺，有助于吐痰。而在日常，坚持每天拍肺，一方面能促进背部的血液循环，另外一方面还能强化心肺功能。

拍肺的方法：双手手指并拢，手掌微微弯曲，从左或右肩胛骨下边大概一横掌的位置开始，慢慢往上移动轻轻拍打，拍到与肩膀齐平的位置；接着手掌回到另一侧的肩胛骨下边大概一横掌的位置，同样是从下往上拍。如此循环往复。

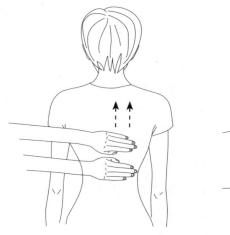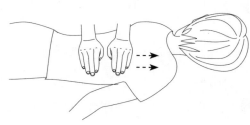

手拍肺

● **带给你高颜值的面部按摩方法**

面部搓擦法也叫干浴面。

除了咀嚼食物，脸上的肌肉很少有运动的机会，即使运动，活动量也是很小的。经常擦搓脸部，就能增加脸部皮肤、肌肉的运动量，让皮肤更加柔润，也锻炼了抗寒能力。长时间坚持下来，脸上就能少生皱纹，皮肤也有光泽了，增强了面部的血液循环。

不过，坚持做下来好处可不只于此。因为头面部是人体阳脉交会的地方，经常给脸部做按摩，还能起到刺激阳脉的作用，鼓足人体的正气，达到保健养生的目的。

干浴面的方法：双手洗净擦干后，把双手的手掌搓热，然后用手掌从上至下、从里向外缓缓擦面，重复这个动作20次，到脸上感觉微微发热就可以了。如果气候干燥或脸上的皮肤较为干燥，也可以在洗脸后涂抹护肤霜再进行。

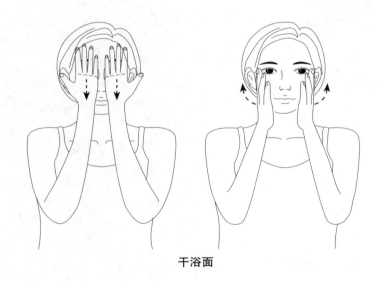

干浴面

● **眼睛常运动，明目提神不健忘**

到了90岁，我既没有视力问题，虽然早早戴起老花镜，但是没有任何眼部疾病，我想，这和我几十年来一直坚持做的一套运目功有很大关系。

这套运目功也是历代养生或中医大家一直提倡的保护眼睛的方法，因为眼睛最怕的就是长时间盯着一处或者用眼过度，非常耗血伤神，所以，很多古代的养生家常做的一件事就是"运目养神"。

运目的方法：每天晚上，全身保持放松，双眼先按照从左到右的顺序转动12次，再按照从右到左的顺序转动12次。转动时要缓慢进行，转完之后，双眼要紧闭一会儿，然后突然睁大，让眼睛突出，这算是运目一遍。通常每天要做36遍，刚开始做的时候可能没办法坚持，可以循序渐进地增多，最后达到36遍。如果中途感到眼睛发酸、疲劳，可以把闭目的时间稍微延长，让眼睛多休息一会儿。

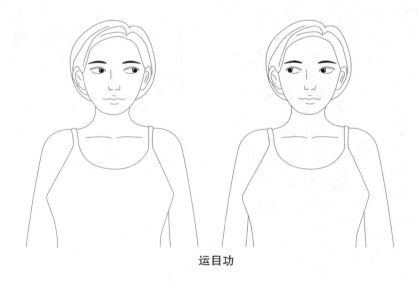

运目功

● 摩出来的好脾胃

在我五十多岁时有一阵肠胃不好，便秘严重。每天，我开始在睡觉或者早上起床前花5分钟时间做摩腹运动。最明显也最让人惊喜的感受是，我的排便越来越规律了。自从尝到摩腹的甜头后，我开始长期坚持。之后遇到便秘的病人，我也会让他尝试着摩腹，能够坚持下来的人都反映不错。

不仅是便秘的问题，实际上摩腹好处可不少，尤其是对于慢性病而言，只要把腹部这一亩三分地照看好，身体康复也就有指望了。慢性病和脾胃到底有什么关联呢？

心脑血管疾病、胃肠道疾病、肝肾疾病等慢性疾病长时间得不到治疗，身体的状况越来越差，会出现头晕、乏力、失眠、手脚麻木、食欲变差、反应迟钝等症状，这时候服药往往也效果不大。为什么慢性病总是治不好呢？其实根源还是气血问题，气血虚了，脏腑无法获得足够的营养，哪里还有和病邪抗争的本钱？虽然慢性病人成了药罐子，但药物通常都是在缓解症状，并没有涉及根本的气血问题。

不仅是慢性病会气血虚，我们的身体衰老后，气血的生成功能也慢慢变弱了，同样也存在气血亏虚、气血瘀滞的问题。中医认为，脾胃是气血生化之源，所以，要经常给脾胃做按摩，把它最基本的功能调理回来。

摩腹的方法：平躺在床上，或取站立的姿势，把右手手掌放在腹部的右下方，左手掌心叠加在右手手掌上，以便于施加力度。然后双手手掌稍用力，按照顺时针的方向在腹部转圈按摩。如此重复，每天早晚各做5分钟时间。

注意：在摩腹的过程中，可能会放屁，或者腹部出现"咕咕"作响的声音，这些都是好现象，说明体内的浊气、浊水正在向外排。

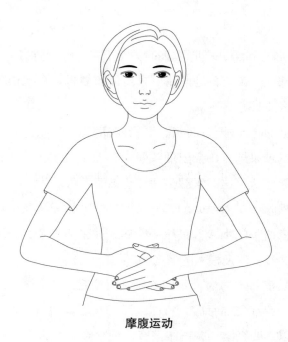

摩腹运动

● **百试不爽的强身壮阳术**

　　提肛，这类似于我们着急上厕所排便，但又不得不忍住的状态。古人把排便的地方称作"谷道"，所以，提肛也叫"撮谷道"。

　　常做提肛运动能达到什么功效呢？肛门是身体上的一个孔窍，提肛的收紧动作就相当于把这个孔窍闭合上了。中医认为，气是运行于全身的，而肛门的地方气一足就能生化成精。如果肛门这个地方是开放的，精气就会向外跑，生命的能量就会有所损耗，常常让人感到力不从心。所以，伴随着肺的呼吸，肛门也要一收一提，通过"闭"锁住精气外泄，通过"提"帮助气的运行。

　　经常做这样的提肛运动就能帮助提升阳气，让气归于丹田，调和五脏，从而达到补肾、延年益寿的目的。

　　提肛的方法：无论是站立、坐着或行走的时候都可以做提肛运动。具体方法是，全身保持放松状态，夹紧臀部和大腿，开始做深呼吸，吸气的时候开始往上提收肛门，呼气的时候让肛门放松下来，这样一提一松算作一次提肛运动。每天适宜做3～5组，每次做上20～30次就行。

第六章

别叫我神医，我只想做个好大夫

为医者，当无欲无求，行医更是要老老实实。唐代著名医家孙思邈曰："凡大医治病，必当安神定志，无欲无求。"既然矢志岐黄，就要执著地对待中医事业；既然悬壶济世，就要懂得体恤患者的苦痛。每一位医生都希望能妙手回春，殊不知疾病变化莫测，与其为了那神医的称谓沾沾自喜，不如精益求精，博采众长，加快攻克顽疾的脚步。现在有很多中西医之争的言论，其实大可不必争来争去，好的中医大夫会融会西医，高明的西医大夫会中西合璧。那些大谈中西医之争的人，很多都是不懂医的，既不懂中医，也不懂西医，医生讲究救死扶伤，无论中医、西医，只要真的把病看好，药到病除，那就是一门优秀的、必然长存的学科。

把哑科做出了名堂

　　想要当好一名儿科大夫，不仅需要精湛的技术，还需要细致的观察力和十足的耐心，因为面对的患者都是儿童和婴幼儿，他们很难甚至不能准确地描述自己的症状。这也就给治疗带来了困难，不知道问题出在哪儿，因此儿科又有一个很形象的称谓——哑科。

　　我很喜欢孩子，这些年就数儿科病看得最多，也慢慢懂得了小孩子的心理。我经常会跟我的学生说，给孩子看病一定要有耐心。现在的好多年轻大夫沉不住气，孩子一哭闹，家长一质疑，明明可以手到病除，却因为失去耐心而功亏一篑。所以当儿科大夫一定要沉住气，对孩子的问诊要做到细查、细问、仔细辨别，从吃了什么、睡觉怎么样、用过什么药，到脉象、舌苔等每一个细节都不放过。比如同样主诉肚子疼，如果孩子睡觉喜欢趴着睡，很可能是肠胃不和；如果舌苔黄白厚腻，则多为营养过剩。孩子的身体是娇嫩的，但是自愈力很强，我总是强调中病即止，给孩子治病，只要病好了，就要立即停药，避免过度用药对孩子造成伤害。

　　对中医有一点了解的人，应该都知道中医里的"治未病"理念，这一理念，贯穿了我数十年的临床生涯，收到了很好的临床效果。如感冒的孩子，如果只是开对症的感冒药，可能还没到家就又发热了，这时应迅速全面控制病情，遏制疾病的发展。

我经常会遇到某些患儿表现发热持续十余日不退，实验室检查各项生化指标均正常，或某些患儿反复发热两周或以上，常伴有咽痛、舌红、苔白、脉数等，这类发热临床上用西药很难奏效或不易控制复发，而我经常用辛凉清热、甘寒育阴之法，往往能收到奇效。

1999年4月，一位心急如焚的母亲找到了我，说是孩子发热住院两个月了，体温在37.5℃~38℃，一到下午体温就偏高，用了抗生素治疗一个多月，效果不明显。医院给孩子做了X线胸片、末梢血象、结核菌素试验等，结果都没有异常。看着这位母亲哭得红肿的眼睛，我急忙跟着她奔赴了医院。见到孩子时，由于发热过久，孩子的精神状态显然很虚弱，干瘪的嘴唇，烧得通红的小脸，孩子的奶奶也在旁抹眼泪。我也顾不得多问了，直接将手搭在了孩子的手腕，孩子懒洋洋地伸出舌头让我看了下，舌质淡红，覆盖了一层白腻的舌苔。我又详细问了下孩子最近的起居情况，二便正常，食欲尚可，喝水少，经常会头晕，小小的年纪最近总是丢三落四。通过详细的望闻问切四诊后，我判断孩子的病是因为体内湿邪过重，加上发热日久，湿热并盛所致。湿邪和热邪夹杂在一起，不仅烧灼患者的身体，还会阻滞人体的气机，时间久了，气不顺，人自然显得懒洋洋的，记忆力也会随之下降。

这个病刻不容缓，我当场就给孩子父母开出了方子。三仁汤加减：杏仁、薏苡仁各10克，蔻仁6克，鲜芦根30克，滑石、青蒿、鳖甲、地骨皮、苍术、知母各10克，半夏、橘红各6克。两周后，孩子的父母来信，说孩子的体温降至37℃以下了，但精神状态还是不好，想让我再给调一调。我再次来到了孩子的病床前，相比上次情况好多了，只是舌苔还有些薄白。这位小患者高烧日久，虽然虚弱，但仍有余热在身，就像有余烬的火堆，不把余烬灭掉，还是会持续发热。这时只要用几味药性甘寒或微寒的药，轻轻地熄灭余热，必然药到病除。我便在前方的基础上去半夏、橘红，加金银花、连翘各10克。服药一周后，孩子体温恢复正常，彻底痊愈。

小儿病最多见的当属发热，并且很多都是原因不明。这里提醒下各位家长，孩子高烧不退，查明发热原因是关键，不然病情容易反复，盲目地使用消炎药是治标不治本。

对于治疗类似的温热之证，我更擅长使用生石膏。这也是继承我的恩师孔伯华，老师善用石膏，更是得了"石膏孔"的美誉。古往今来，很多医家都喜欢用生石膏。在纪晓岚的《阅微草堂笔记》中记载，当时京城大疫，有一位中医就是用了大剂量的生石膏救活了很多人。

石膏虽是一味好药妙药，也曾在杏林医界掀起波澜。唐宋之后，众多医者认为石膏大寒，畏石膏如狼虎，不用或少用，怕其大寒伤人。而《神农本草经》说："石膏其性微寒，主中风恶寒发热，心下逆气，惊悸，气喘，口干舌焦，不能休息……"《名医别录》载："石膏其性大寒，除时气，头痛身热，三焦大热，皮肤热……"如此功效齐全的良药，不活用岂不是可惜。

现在人们生活水平提高以后，阳气太旺，工作节奏加快，生火，口舌生疮，阳气过盛。天天工作忙了，领导一表扬，同学一聚会，都有钱，猛一吃，又产生了阳热。所以这时候呢，本身火气就太重，火气一旺，就烧灼身体阴气，所以现代人阳亢阴虚的比较多见，90%的人体内都有湿热。父母湿热过重，孩子肯定也会带有湿热，生石膏这时候就特别有用武之地了。

我对石膏十分偏爱，在临床中常用。如用生石膏治疗外感实热，轻则15克。若实热炽盛，则加大剂量，治疗内伤杂病也是如此。实际应用中，也要根据患者病情、年龄、性别等因素制定剂量，少则6~15克，多至120克煎煮代水饮用。总之，石膏一药，烦躁、喘、渴、吐逆可用，外感内伤杂病可用，实证、虚证可用，男人、女人、小孩都可用，临床屡见奇效。

师承名师，就像站在巨人的肩膀上眺望世界，前人的经验给了我最好的积累，我需要做的，不仅是继承老师的医术、德行，也需要在这基础上进行创新，中医不能踯躅不前，得跟上、跟住时代的步伐。

20世纪70年代后期，新生儿黄疸开始增多，儿童医院接诊率很高。当时治疗黄疸主要以西医为主，临床效果不是很理想。我的老师孔老爷子在世时，就曾和一批老中医做出过黄疸是"肝胆湿热"所致的判断。如果孕妇在怀孕期间感受湿邪，郁而化热，湿热熏蒸，传给胎儿；或寒湿阻滞，传于胎儿，均会导致胎儿脾胃运化失常，气机不畅，熏蒸肝胆，以致胆液外泄，生成黄疸病。中医将黄疸分为阳黄和阴黄。现代人因为气候、饮食习惯的改变易受湿热困扰，因此，黄疸病的发生逐渐增多。

孩子得了黄疸一般都是体内有湿热瘀滞，治疗当以"化瘀通络，利湿退黄"。虽然这个病是因为肝胆湿热，但却与脾胃关系密切，脾胃为后天之本，是五脏中最容易受湿热邪侵犯的脏器。治疗黄疸，要治肝，更要治脾，肝脾好了，湿热肯定就没了。小儿脏腑柔弱，稚阴稚阳。用药要轻灵，随症加减，灵活变通。通过多次临床研究，我们当时研制出了"黄金利胆冲剂""益肝降酶冲剂"，有效率达到80%以上，有幸被《人民日报》报道，荣获"中华一绝"美誉。

曾有一个刚满月的男婴患了黄疸，浑身皮肤暗黄、青筋暴露、四肢干瘦，多方求治无效，几近绝望的家长抱着最后一丝希望找到了我，三服中药之后，孩子的黄疸明显消退，半年之后，孩子痊愈了，由"金娃娃变成了白娃娃"。值得欣慰的是，这个孩子如今十多岁了，每到了放假的时候，还会来看望我。

1956年，我所在的儿童医院成立了全国首个纯中医病房，我和几个老同志一起组建的。住院的肺炎小患者特别多，这要放到现在，肯定是消炎药、消炎针用上了，我们那时候就是坚持用中药治病。很多人都认为中医治病疗程长，人生了病，往往牵一发而动全身，中医看病讲究辨证论治，如感冒了，临床可见恶寒、发热、头身疼痛等症状，但由于引发疾病的原因不同，又表现为风寒感冒、风热感冒、暑湿感冒等不同的证型，我们必须根据不同证型给予不同的治疗方案，不能用抗生素一概而论。

一个好的儿科大夫，在精进医术的时候，别忘了身上的责任，多付出，敢承担，耐得住性子，守得住仁心。

看病，也是一场与病人的心理较量

在我行医的七十余年间，接诊过形形色色的患者，从嗷嗷待哺的婴孩，到迟暮之年的老人。如果我们一生都把病人当成自己的亲人去看待、去照顾，紧张的医患关系应该会缓解不少。

如果说望闻问切是一名好中医大夫的技术指标，那掌握患者的心理，就是当上医生之后的必修课了。尽管我老了，但每次有患者来门诊，我仍会报以和蔼的笑容，遇见小患者，我还会逗他一乐。谁都不想生病，病了就需要治，我这么一大把年纪了，多笑笑，不刻板，对自己好，保持乐观心态，对前来就诊的病人也是一种心理上的安慰。

出门诊时，总有患者喜欢问这问那，看这看那，这要是年轻大夫，肯定觉得这患者好挑剔啊。要是不幸遇见个缺少医德的大夫，行，您挑剔吧，我多加点药。来我这儿的此类患者也不少，如果问得多，我要是时间充裕的话就多解答下。

患者常常因为身体不舒服，内心容易烦躁，到了医院更希望自己受到尊重，能被医生重视。有时候医生多鼓励一下，诊断时多面带微笑，这些都能消除患者对疾病的恐惧。患者把生命托付给医务人员，医务人员就是他们的主心骨。他们希望医务人员急他们之所急，痛他们之所痛。另外，很多患者爱问这问那，这都是患者缺乏安全感，并且希望能与医生多交流，了解健康知识、了解自己病情的表现。因此，在掌握了患者的心理后，诊病过程中一定要注意以下几点原则：

● 尊重患者，平等待人

接人待物，看病诊断，要有长幼之分，对于长者尤其要尊重。我们对待病人要像对待朋友一样，病人有求于我们，在医院里，他们对医务人员都尊重有加，因此我们更应该尊重病人，在彼此平等的状态下进行诊断，这样更有助于病人放松心情，知无不言，更加方便了医生问诊。

无论患者的地位、收入、职业，也无论他有何种疾病，我们都应全心全力、平等地对待。有人说对艾滋病患者需要特殊的关爱，这也是一种偏见。我认为较为正确平等的做法，是应该把艾滋病患者当成普通患者一样，既不歧视，也不过分关注。国外的一些游乐园要求员工接待残疾游客时，要尽最大可能为他们提供方便，还不能让他们意识到别人注意到了他们的残疾。生活中讲究平等待人，而患者多数都是敏感的，这就更需要我们注意平等礼貌对待。

● 保密原则

很多患者出于治疗不得不暴露某些个人隐私，这就需要医生学会并懂得保密。治病救人是医生的天职，而为患者保密则是医生必备的美德。患者选择一位医生，代表了患者对这位医生的信任，这是一种殊荣，是生命之所托。医生获此殊荣，就一定要为患者保密，绝不能将隐私当做谈资传播，否则容易铸成大错。

● 换位思考，懂得交流

患者就诊时，我们要面带微笑，先让患者放松，然后语气平和地询问病情，切不可急躁，有些老年患者耳朵不太灵光，我们更要有耐心。常言道"甜言美语三冬暖，恶语伤人六月寒"。甜言美语不是花言巧语，而是发自内心的语言，我们要用这种话让患者感到温暖。比如患者进入诊室时，我们可以说："您好，请问哪里不舒服？"这种尊敬的语气，会给患者一个亲切的体验。而医生一副爱理不理，等着患者主动的态度，会让患者十分反感，第一印象不好，后续问诊时，患者可能会有所保留。并且医生在诊断过程中，要记住善用通俗易懂的语言，不能一味使用医学专业术语。患者来医院是看病的，要的是简捷有效，而不是来听医生传授复杂学识的。

做医生，一定要懂得换位思考，患者有时候是很脆弱的，要注意多使用保护性语言。如病房里，某某得了不治之症，家人在知晓治不好的情况下依然坚持治疗，作为医护人员这时如果说"这病花多少钱都治不好"的话，那患者肯定心灰意冷。要学会用巧妙的语言，让患者易于接受，不要影响患者接受治疗的情绪。另外，重症病房里如果有患者去世，作为医护人员不应大声叫嚷，这会影响到其他患者。

治病救人是我们的天职，而良好的交流与沟通技巧，可以降低患者的戒备心，缩短问诊过程，提高辨证效率。一名优秀的大夫，掌握了病人的心理，急患者之所急，想患者之所想，在治疗疾病的同时，给予患者力所能及的开导和安慰，双管齐下，必当事半功倍。

老中医不是老古董，我们同样赶潮流

中医学是古人智慧的结晶，是千年来古人与疾病斗争和养生保健的经验集合。但随着时代的进步，生活水平的不断提高，人类的疾病谱也在变化，各种文明病，如高血压、糖尿病等逐渐高发。而人们对养生的需求也在变化。如果中医仍一味重复古人，不懂得创新，必然会停滞和倒退。

树皮、草根熬出来的黑汤，味道苦涩……这是中药给人的印象，相信很多人都有过面对中药难以下咽的记忆。其实，"良药"未必"苦口"，针对中药煎煮不易、入口难的问题，各大医院都出现了中药配方浓缩颗粒，这种颗粒是将传统中药经过提取、浓缩、制粒、包装精制而成的一种新型配方用药。这种浓缩颗粒安全卫生，有效成分、功效和传统中药完全一致，由于是浓缩提取，较之传统中药，更容易被人体吸收。中药配方颗粒的出现既能满足医生辨证论治，随症加减，又免去了患者传统煎煮的麻烦，使用时只需温开水冲服即可。

我的一位朋友身体弱，坚持用中药调理身体，每天一剂，雷打不动。在他出国的那半年里，就一直使用中药配方浓缩颗粒。先到医院让医生开好方子，然后按方拿药，拿的药不再是以前的那种一大包传统中药饮片，而是一袋袋包装精美的浓缩颗粒，看着就干净卫生。这些颗粒都已经按医嘱分配好剂量了，即冲即饮，像喝速溶咖啡一样，而且味道并不苦涩。我的这位老朋友对这个创新赞叹不已，他认为中医既然是治病救人，那就应该从更方便患者的角度谈发展。

任何一个新生事物都备受争议，关于中药配方颗粒，也有部分人不认可。他们认为，煎煮中药是中医的一大特色，这样熬出来的汤剂疗效更佳。古人煎煮中药，主要是因为当时的生产力落后，然而科技在进步，如今的中药提取浓缩技术相当成熟，去除中药杂质，留住有效精华，保持功效一致，甚至更高一筹，提升口感，方便使用携带，无论从哪方面看，对患者、对医生都大有裨益。这不过是改变了中药的形态，而内在的精髓没有变，反而更突出了。其实，关于中药的变与不变，中医界一直存在争论。一种观点是，中医只能靠号脉、开方等传统手法治病，不能采用核磁、CT等现代化设备，否则就是"中医西化"。另一种观点认为，中医不能因循守旧，要善于吸收现代科技，要懂得为我所用。一项科技，如果能切实解决患者的难题，那就应该合理运用。

我的老师孔伯华先生临终前就嘱咐过我，中医要因地制宜，因时制宜，不拘泥于古，敢于创新，现代科技让我们医生的诊断更加精确，为何不用呢？一个进步的医学体系，应该是开放而兼容的。中医也需要走上科技的前沿，而今我们更应该博采众长，在继承中医传统理论和实践经验时，更应自觉吸收和应用西医学领域的特点和成果，结合中医理论，共同推动中医发展。

"继承不泥古，创新不离宗"。继承，我们承的是古训，是中医的立根之本；创新，不是照单全收，而是善用科技手段辅佐中医前进。我相信，每一位深爱中医文化的人士，都会很乐意看到中医与时俱进的。

坚守中医的阵地

进入20世纪以来，关于废除中医的理论一直没有停止过，但中医是传统文化的瑰宝，永远不会消失。之所以有人主张废除中医，是因为他们不懂中医，总是用西医的思维方式看中医。你很难用西医解剖学的理念去解释中医的针灸，传统中医里也不存在西医中特指的肌肉的概念。

可是身体和我们切身相关，我们该如何去看待这种不同的真相呢？实际上，中医和西医都有优势，也都有不足，它们只是因为思考方式不同，立场不同，而看到了另一方看不到的角度，所以片面地拿它们去比较不免徒劳，也显得有些可笑。我们要做的，就是接受这种不同的"真相"，各取所长，从不同的角度去认识我们的身体。

中医是一门伟大的艺术，高明的中医可以"司外揣内"。中医可以在疾病的初级阶段发现它，还能提前预除疾病，这就是中医的"治未病"。

看中医就不能着急，你得静下心来，不能说喝一口就管用，甚至比西药来得还快。经常有患者不坚持服药，开了一个星期的药，就吃了两三天，结果说不管用，跑到西医院了。

好的中医大夫是不忌讳西医的，不能说西医不好，西医也别质疑中医，我们是两种医结合在一起治病救人。有一病人来找我，得了普通的感冒，但发热已经持续两周了。我就跟他说，吃我三天药，如果烧还不退，就不是一般的发热了，要从血液里找问题了，这时候就得去找西医，做个全面检查。这个病人吃了三服药果然不管用，还是40℃，我说你现在把中药停了去检查，到底是血液病，还是免疫系统出问题了，这时候要好好分析了。深入检查后，他反馈给我说是白血病。白血病怎么治，就得中西医结合，该用激素用激素，该用中药用中药，效果也不错。

　　西医研究的是解剖学意义上的人体；中医是一门哲学，它的哲学基础就是阴阳。阴阳是中医最核心的东西。西医治标，中医治本。为什么中医能治本呢？是因为中医抓住了阴阳，抓住了万物之纲纪、变化之父母。中医一再强调健康长寿的秘诀为"和于阴阳，调于四时"。《内经·素问·四气调神大论篇》中说："夫四时阴阳者，万物之根本也，所以圣人春夏养阳，秋冬养阴，所以从其根，故与万物沉浮于长之门。"阴阳协调，身体才会健康，人应该随着四季的阴阳变化来调整身体内的阴阳；如果违背了这一规律，身体的阴阳就会失调，就会患上疾病。

　　作为一个中医大夫，我不会对中医护短，也不会认为"外国的月亮更圆"，毕竟，这种狭隘曾经让我们吃了大亏。中西医不应该针锋相对。可不得不说，在现代社会，大多数人认为西医更快速有效。渐渐地，中医被挤到了边缘。身体一生病，几乎每个中国人首先想到的是去西医院，所以，我希望有更多人认识中医的好，避免中医出现被边缘化的境况。

　　这对于中医来说任重道远，想一想，西医进入中国不过百年，但发展速度却突飞猛进，势不可挡，而中医呢，一下子就被抛到了鸡肋的位置。病是不分中西的，人也是不分中西的，医学也不该分中西，要放下中西医之分，用更严谨的态度验证中国传统医学已有的成果，医学应该是全人类各个文明都在参与的一种学问，任何有利于医学发展的方式都值得去尝试。

师出名门的意义不只是做个"富二代"

医之道，非精不能明其理，非博不能至于约。

为医者，重在精益求精。以把脉来说，人有浮、沉、迟、数、濡等二十多种脉象，什么是浮脉，什么是沉脉，全靠医生自己去领悟。怎么领悟，就得靠医生的经验。都说老中医吃香，从医的年头长了，所见所得都是一种经验的积累，医术也经历过时间的考验，对中医的领悟自然深刻。

中医的经验性、科学性与中医传承息息相关，一个好中医，必须把握住对古圣先贤、当代名医名师、个人经验的学习积累，持之以恒，才能精进医理。

● 不忘恩师，精修岐黄

我的老师孔伯华先生开创的孔门医学是从温病学派中脱颖而出的辛凉派。他认为，现代人的体质多属阴虚，肝热脾湿，所生的疾病也多是因湿热困扰引起的，临床要注重辛凉芳透。老师非常注重辨证，用药大胆准确，配伍精当。他治疗普通的感冒，辨证仔细到让人瞠目，除舌、脉诊外，这个感冒是湿重于热，还是热重于湿，以及性别、年龄、体重等，方方面面都要明确。曾有一个便秘的患者经多方医治无效，找到了我的老师。老师看了方子，见都是槟榔、枳实、大黄等泻下药，于是便在此方上加了一味升麻，患者服下，大便即通。这是中医里所谓的"提壶揭盖儿法"，一个盛满水的茶壶，要想水能顺利倒出来，就必须在壶盖儿上开个洞，或者把壶盖儿揭开。中医学认为，在人体内，肺的位置最高，就好像一个盖子，所以中医又称肺为"华盖"。上面的盖子塞紧了，上下气机不调畅，下面的水液也就出不了体外，从而形成水肿、小便不利，甚至大便闭塞之症。所以只要宣通肺气，肺气肃降，气机通畅，就能使水液通利、二便通顺。

老师非常擅长知时而变，这也是孔门医学的精髓所在。气候的变化，人们生活方式的改变，这些都会对人们的体质造成影响，人们所患疾病的病因、病机、证候也都会有所变化。古时地广人稀，天寒地冻，人们的生活居住条件差，多是感受寒邪而导致的"真伤寒病"，而现代气候逐渐变暖，各季节的气温都明显上升，再加上人们的生活水平也日渐提高，饮食上肥甘厚味摄入过多，体力劳动减少，脑力劳动增多，内因外因都会导致人们形成"痰饮内聚，湿热内盛"的体质，因此现代人患病，多是由于阴虚阳亢、湿热内扰所致的。

孔门医学属于中医的寒凉派，尤其善治温热病。跟随老师久了，也逐渐领悟到了老师的辨证精髓，治病先要"详辨证"，然后"分湿热"，最后治以"芳香淡渗，湿开热解"。我将这一原则与小儿患病的特点结合起来，在前人的基础上提出了治疗小儿病要"多用甘寒，少用苦寒，药少力专，中病即止"。小孩生机蓬勃，发育旺盛，患病以后常为实证、热证，容易出现阳热亢盛及津液耗损现象。因此在临床上应注意多使用寒凉清热、酸甘化阴；小儿身体娇弱，用药要讲究分寸，剂量要小，多选用药性平和又有疗效的药物，并且在孩子病好后立即停药。

　　小儿患厌食症比较多，我治疗厌食症时，常在健脾开胃的基础上加滋养胃阴、清解五脏之热的药物。虽然导致小儿厌食症的原因很多，但主要是因为家长爱子心切，盲目喂食肥甘厚味，如过食油炸食物等，小儿脾胃虚弱，结果使脾胃负担过重，伤及胃阴，消化功能变差，不思饮食。我在处方中常加神曲、草豆蔻、砂仁、焦山楂、鸡内金、生麦芽、谷稻芽，外加石斛、麦冬、玄参、生地黄、青黛等，全方位清补，养胃而不伤脾。

● 上承古训，下启新风

　　我常跟我的学生说，小儿脏器轻灵，用药应"多用苦寒，中病即止"，还要记住"轻可去实"的原则。"轻可去实"一词出自南北朝时期中医大家徐之才的《药对》一书。所谓"轻"，指薄荷、荆芥穗、麻黄等解表发汗的一类方药；"实"则泛指病邪。小儿的生理特点为稚阴稚阳，病例特点为病变迅速、易虚易实。用药稍有不当极易损伤脏腑，从而加重病情。所以小儿用药不仅要及时、辨证准确，还要掌握好用药的一个"轻"字，即用药力求精练轻巧，方药专纯。如外感风寒导致风寒束表，只需轻轻几味发汗解表药，每味几克即可；反之用药过多，容易发散太过，病非但不愈，反而加重病情。

　　"轻可去实"可用于危重病患者、天生体弱的小儿和脾胃虚弱者，因不耐药力，宜选用药性缓和、剂量轻微的方药缓解。

　　"轻可去实"还可以用于厌服中药的小儿，对这些患儿不但要耐心说服，使其配合治疗，还要在辨证准确、用药对症、用药剂量、服用方便上下工夫，宜采用质地轻灵，味道平和、甘甜的药物。

　　儿童发病多以发热病最为常见，很多疾病都伴有发热，如上呼吸道感染、肺炎、脑炎、麻疹等。至于发病原因，一年四季温邪都有可能侵袭人体。

记得1955年，石家庄地区暴发了大规模的流行性乙型脑炎，当时这病对于中西医来说都是一个棘手的疾病。这个病属于中医温病的范畴，但是临床表现和重感冒特别像，由于当时对这个病的认识不足，有些医生辨证不明，见到患者高烧、抽风、昏迷，以为是伤寒证，就开了很多温补药，本来乙型脑炎就是因为体内热盛而导致的，结果越治越糟。由于我的老师孔伯华就是治疗温病的大家，我也奔赴到了抗击乙型脑炎的第一线。

当时北京地区也暴发了乙型脑炎，但与石家庄地区的疫情不同。北京地区疫情发生前阴雨连连，湿热很重，病人都是高热无汗、渴不思饮，舌苔白腻或黄腻，脉象沉濡弦数，腹泻不止，这都属于"湿盛于热"；石家庄地区属于"热盛于湿"，如果按照石家庄地区的治疗经验，过早使用苦寒药会导致湿邪不除。我按照恩师孔伯华的思路，采用宣解湿热、芳香开窍的清热除湿药物，湿去除后热自退。乙型脑炎是急性病，我马上采用了辛凉重剂，佐以芳香化浊，收到了不错的疗效。之后北京儿童医院中医科的同仁们一起研制出了脑炎散和清消散，临床有效率达到了90%以上。

中医从金元时期划分了学术派别，不管哪一派别，在开药遣方时都不忘调治脾胃。脾胃为后天之本，更是食物和药物的吸收场所，无论治疗何种病，都要考虑顾护脾胃，这是重中之重。还有个原则就是"治未病"。治未病其意有二：一是指未病先防，平日里注重增强体质，预防疾病的发生；二是在疾病发生后，要时刻注意病情的变化，治疗时往往要预测疾病所传的脏腑，在没有传变的时候注意预防。

技艺高超的医生开药诊病时会做到有的放矢，将自己的治疗预案实施在疾病变化之前，这全看医生的经验和对用药火候的把握；太过则用药过猛；太慢太少可能会药不对症，赶不上病情发展的速度。因此，要想用好药、用对药，非积年累月苦学不可。